W0206662

NUTROPOLY

spielend abnehmen!

Dr. med. Bernard Kolster

Nutropoly – spielend abnehmen!

...& schlank bleiben

Wichtiger Hinweis

Nutropoly dient nicht zur Heilung von krankhaftem Übergewicht oder zur Verhütung oder Linderung von Krankheiten. Nutropoly soll eine ausgewogene Ernährungs- und Lebensweise fördern und so zu einer mäßigen Gewichtsreduktion und zur Stabilisierung des Körpergewichtes und Gesundheitszustandes hinführen.
Eine Haftung des Autors bzw. des Verlages für eventuelle Nachteile oder Schäden, die aus den praktischen Hinweisen resultieren, ist ausgeschlossen.

Impressum

Redaktion: Angela Bechthold, Marburg
Satz und Layout: Katja Kubisch, Marburg
Design: Dr. Günter Körtner, Battenberg
Druck: Drukarnia Dimograf, Bielsko-Biala

Printed in Poland
ISBN 3-932119-34-7

Liebe Leserin, lieber Leser,

„Nutropoly – spielend abnehmen!" ist ein Stück meiner eigenen Geschichte. Ich gehöre zu den Menschen, die ständig auf ihr Gewicht achten müssen. Im Laufe der Jahre habe ich festgestellt, dass ich kein Diät-Typ bin. Statt Diäten zu machen, suchte ich pragmatische und einfache Lösungen, die sich meinen Bedürfnissen anpassen. Das Ergebnis ist das **„Nutropoly-Prinzip"**.

Das Nutropoly-Prinzip besteht aus vier einfachen Regeln:

1. **Die „Du-darfst-Botschaft!"**: Bei Nutropoly dürfen Sie alles essen, was Sie möchten.
2. **Bezahlen:** Alles, was Sie essen oder trinken, bezahlen Sie sofort mit der Nutropoly-Währung.
3. **Clever haushalten:** Sie können nicht mehr Ihrer Nutropoly-Währung ausgeben, als Ihnen zur Verfügung steht.
4. **Strategie der kleinen Schritte:** Wenn Sie ein großes Ziel vor Augen haben, gehen Sie in kleinen, für Sie mühelos schaffbaren Schritten vor.

Rund um diese vier Regeln entwickelte ich ein Spiel: „Nutropoly – spielend abnehmen!". Das dahinter stehende Konzept beruht auf den aktuellen wissenschaftlichen Empfehlungen. Gleichzeitig steht Nutropoly für Abnehmen mit Leichtigkeit, Spaß und Motivation, ohne Einschränkungen und Verbote.

„Nutropoly" ist mein Weg, mein Körpergewicht zu normalisieren und vor allem langfristig zu halten. Durch „Nutropoly" habe ich drei Dinge gelernt:

1. Ich kenne den Wert der Lebensmittel, die ich zu mir nehme.
2. Ich habe gelernt mit meinem täglichen „Vermögen" hauszuhalten.
3. Bewegung ist ein zentraler Punkt für mein Wohlbefinden.

Inzwischen haben viele Personen aus meinem Umfeld Nutropoly getestet. Und dies erfolgreich. Somit war klar: Das Nutropoly-Prinzip soll allen Menschen zugänglich sein. Das vorliegende Buch gibt Ihnen alle Informationen, die Sie benötigen, um „Nutropoly" für sich zu nutzen.

Viel Spaß beim spielenden Abnehmen und Schlankbleiben!

Ihr Bernard Kolster

Geleitwort

Die Häufigkeit des Übergewichts hat in den letzten Jahren ständig zugenommen. Nur ein Drittel der erwachsenen Deutschen weist ein gesundheitlich wünschenswertes Gewicht auf. Die häufigste Ursache ist in unserem modernen Lebensstil zu sehen, d. h. in mangelnder Bewegung und Überkonsum von fett- und zuckerreichen Nahrungsmitteln. Eine Verringerung des Übergewichts verringert das Erkrankungsrisiko und trägt zur Förderung der Lebensqualität bei.

Empfehlungen zur Gewichtsabnahme liegen von zahlreichen Fachgesellschaften vor, so z. B. von der Deutschen Gesellschaft für Ernährung, der Deutschen Adipositas Gesellschaft und dem Deutschen Diabetes-Forschungsinstitut.
Allen Empfehlungen liegen drei Prinzipien zu Grunde:

1. **Veränderung der Ernährung**: Wünschenswert ist eine ausgewogene, d. h. fettarme, stärkebetonte und ballaststoffreiche Mischkost. Häufig wird so schon eine Gewichtsabnahme erzielt, ohne dass deutlich weniger gegessen wird als vorher.
2. **Steigerung der körperlichen Aktivität:** Durch erhöhten Energieverbrauch trägt Bewegung zur Gewichtsabnahme bei. Besonders bedeutend hierfür ist das Ausdauertraining.
3. **Veränderung der Essgewohnheiten:** Die wichtigsten Schritte sind Selbstbeobachtung des Ess- und Trinkverhaltens, Selbstkontrolle der „Verführer", Belohnung für erreichte Verhaltensänderungen sowie soziale Unterstützung.

„Nutropoly" orientiert sich an diesen Empfehlungen. In spielerischer Weise wird durch den Umgang mit der „Nutry-Preisliste" das Wissen um die wünschenswerte Mischkost erhöht. „Power-Nutry" können hinzugewonnen werden. Ihr Erwerb motiviert zu vermehrter körperlicher Aktivität. Die tägliche Erstellung der Bilanz lenkt die Aufmerksamkeit auf die Essgewohnheiten. Nutropoly gemeinsam mit anderen zu spielen fördert die erwünschte soziale Unterstützung.

Ich wünsche den Nutzern nicht nur viel Erfolg, sondern auch viel Spaß beim spielerischen Abnehmen!

Prof. Dr. Dr. Heinz-Dieter Basler
Direktor des Instituts für Medizinische Psychologie,
Universität Marburg

INHALT

Einleitung

Haben Sie schon einmal eine Diät gemacht? Dann wissen Sie was passiert: Sie verlieren schnell einige Kilos. Aber wenige Wochen nach der Diät haben Sie bereits wieder Ihr „altes" Gewicht. Vielleicht sind Sie auch ein bisschen schwerer als vorher. Und schon bereiten Sie sich geistig auf die nächste Diät vor!

Diäten spielen Jo-Jo mit Ihrem Körper. „**Nutropoly – spielend abnehmen!**" zeigt Ihnen einen Weg aus diesem Kreislauf. Und dabei ist es verblüffend einfach: Alles, was Sie ab jetzt essen und trinken, bezahlen Sie ganz einfach mit dem **Nutry**. Der Nutry ist eine von Wissenschaftlern entwickelte Währung. Der Nutry-Preis, den Sie für ein Lebensmittel zahlen müssen, hängt von dessen Kalorien-, Fett- und Ballaststoffgehalt ab. Empfehlenswerte, d. h. fettarme und ballaststoffreiche Lebensmittel kosten keinen oder wenige Nutry. Fettreiche und ballaststoffarme Lebensmittel hingegen kosten viele Nutry. Da Sie jeden Tag eine bestimmte, für Sie passende Menge an Nutry zur Verfügung haben, müssen Sie genau überlegen, was Sie sich dafür „kaufen". Stellen Sie sich also den Nutry wie reales Geld vor. Mit Geld geht man sorgsam um, insbesondere dann, wenn man nicht beliebig viel davon hat. So gehen Sie auch mit Ihrem Nutry-Guthaben um: Sorgsam und bewusst. Wenn Sie etwas zu sich nehmen, kaufen Sie bei „**Nutropoly**" gewissermaßen ein. Dabei lernen Sie spielerisch, welchen Preis Sie für einzelne Lebensmittel bezahlen müssen - Sie lernen deren Wert für Ihren Körper kennen.

Im Grunde genommen ist dies auch die einzige Spielregel für „**Nutropoly**": Alles was Sie essen, bezahlen Sie mit Ihrem „Nutropoly-Geld", dem Nutry. Und wenn Sie etwas von Ihrem täglichen Nutry-Guthaben sparen, nehmen Sie ab.

Alles, was Sie zum Abnehmen brauchen, halten Sie mit diesem „Nutropoly-Wegweiser" in der Hand. Das Geld – die Nutry-Scheine – finden Sie auf den letzten Seiten dieses Buches. Weiterhin benötigen Sie eine **Nutry-Preisliste**.

Auch diese Liste mit über 2000 bewerteten Lebensmitteln finden Sie hier in diesem Buch (→ S. 25-107).

Tipp: Die TOP-100-Lebensmittel-Liste können Sie auch falten und zusammen mit Ihren Nutry, beispielsweise in Ihrem Portemonnaie, immer bei sich tragen.
Natürlich werden Sie sich fragen, wie viele Nutry Sie sich für einen Tag zuteilen dürfen. Die Antwort darauf gibt Ihnen der **Nutry-Check** (→ S. 19 f.).
Die folgenden Seiten vermitteln Ihnen die einfachen Regeln und den Spielablauf von „Nutropoly". Mit diesen Informationen sind Sie für Ihr Vorhaben Gewicht abzunehmen bestens gerüstet. Sie können die ersten Schritte auf Ihrem neuen Weg wagen. Diäten werden für Sie der Vergangenheit angehören. Wohlbefinden, ein gutes Körpergefühl und ein neues Selbstbewusstsein werden Sie von nun an begleiten. Gehen Sie Ihren eigenen Weg, ersparen Sie sich die überflüssigen Pfunde – mit Nutropoly.
Da das Nutropolyspielen in der Gruppe einen besonderen Reiz hat, gibt es ein Erweiterungsset mit Spielplan und Spielkarten. So bringt Nutropoly noch mehr Spaß! Den Spielplan und die Spielkarten können Sie im Internet als Download beziehen.
Besuchen Sie die Internetplattform **www.nutropoly.de**. Hier ist das Nutropoly-Prinzip in ein Online-Spiel umgesetzt. Suchen Sie sich eine Gruppe Gleichgesinnter und spielen Sie Nutropoly, das Life-Game, im Internet! Zudem finden Sie auf unserer Homepage alles Wissenswerte rund um die Themen Ernährung, Bewegung und Köpergewicht.

Nutropoly – Das Spiel

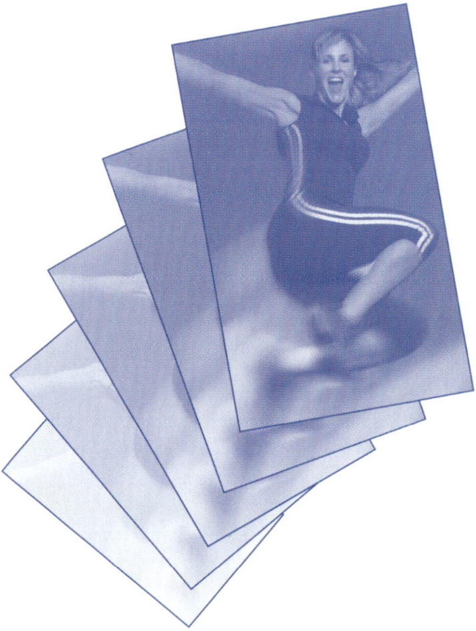

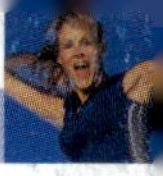

Die Grundidee von Nutropoly

Nutropoly hilft Ihnen im wahrsten Sinne des Wortes spielerisch abzunehmen und unterstützt Sie darin, langfristig Ihr Gewicht zu normalisieren. Bei der Auswahl der Lebensmittel gibt es für Sie keine Verbote. Essen Sie, was Sie mögen. Alle, die überflüssige Pfunde verlieren möchten, können mitmachen.
Sie können Nutropoly alleine oder gemeinsam mit beliebig vielen Mitspielern spielen. Hier die einfachen „Spielregeln":

Wie funktioniert Nutropoly?

1. Der Nutry

Nutry ist die Währung, mit der Sie – analog zum Euro – alles, was Sie essen und trinken, bezahlen. Diese Währung bewertet, wie wertvoll ein Lebensmittel für Ihre Ernährung ist. Für empfehlenswerte Lebensmittel, die Sie häufig verzehren sollten, müssen Sie keine oder nur wenige Nutry bezahlen. Für fettreiche und ballaststoffarme Lebensmittel hingegen müssen Sie tief in die Tasche greifen, diese Lebensmittel kosten viele Nutry. Auf Basis des Nutry-Checks (→ S. 19 f.) teilen Sie sich die vorgesehene Anzahl an Nutry, Ihr Nutry-Guthaben, zu.

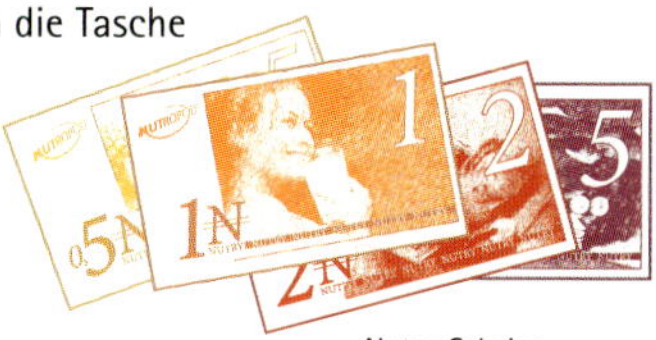

Nutry-Scheine

2. Nutry-Check

Jeden Tag bekommen Sie Ihr „Geld": die für Sie passende Anzahl an Nutry. Um zu wissen, wie viel Sie „verdienen", führen Sie vor Spielbeginn und daraufhin in regelmäßigen Abständen den Nutry-Check (→ S. 19 f.) durch. Mit Hilfe der Nutry-Check-Tabelle ermitteln Sie Ihre persönliche Nutry-Tagesration anhand von Geschlecht, Alter und aktuellem Körpergewicht.

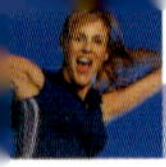

Beispiel: Eine 35-jährige Frau mit einem Körpergewicht von 83 Kilogramm liest aus der Nutry-Check-Tabelle ihr tägliches Guthaben ab: **26 Nutry.** Diese 26 Nutry darf sie täglich maximal ausgeben.

Alter in Jahren	15–18	19–30	31–60	über 60
Körpergewicht (kg)	Nutry/Tag	Nutry/Tag	Nutry/Tag	Nutry/Tag
55–59	25	22	21	20
60–64	26	23	22	20
65–69	28	25	23	20
70–74	30	27	24	21
75–79	31	29	25	22
80–84	33	31	26	24
85–89	35	33	27	25
90–94	37	35	28	26
95–99	38	37	29	27
100–104	40	38	30	28

Der Nutry-Check zur Ermittlung des täglichen Nutry-Guthabens von Frauen

3. Bezahlen mit dem Nutry

Alles, was Sie essen und trinken, und das ist die wichtigste Bedingung bei Nutropoly, bezahlen Sie direkt (am besten unmittelbar nach dem Verzehr) mit Ihren Nutry. Sofort bezahlen heißt, den Wert der ausgewählten Lebensmittel und Speisen sofort zu erkennen. Der „Preis" der Lebensmittel und auch kompletter Speisen ist in der Nutry-Preisliste, dem Herzstück von Nutropoly, abzulesen (→ S. 25 ff.). Geben Sie weniger Nutry aus als Sie besitzen, nehmen Sie ab. **Geben Sie mehr Nutry aus als Ihnen zur Verfügung stehen, nehmen Sie zu.** So einfach ist das. Sie lernen bei Nutropoly, „teure" Lebensmittel besser zu dosieren und im Gegenzug „günstige" Lebensmittel zu bevorzugen. Essen Sie sich satt. Wählen Sie aus einem großen Angebot diejenigen Lebensmittel aus, die Sie sich mit Ihrem Nutry-Guthaben im Laufe eines Tages leisten können.

Brot und Brötchen

Brot und Brötchen

	Nutry
Baguette-Brot, 1 Scheibe (30 g)	1
Baguette-Brötchen, 1 Stk. (60 g)	2,5
Brot, alle Sorten, 1 Scheibe (45 g)	1,5
Brötchen, alle Sorten, 1 Stk. (45 g)	2
Brötchen getrocknet (Scorpa, Brödli etc.), 1 Hälfte (10 g)	0,5
Croissant, 1 Stk. (70 g)	7,5
Croissant mit Schokolade, 1 Stk. (70 g)	8
Dampfbrötchen mit Hefe, 1 Stk. (45 g)	2
Fladenbrot, 1 Ecke (50 g)	2
Grahambrot, 1 Scheibe (40 g)	
Graubrot, 1 Scheibe (45 g)	
Knäckebrot, alle Sorten, 1 Scheibe	
Laugengebäck, 1 Stk. (50 g)	
Mischbrot, 1 Scheibe (45 g)	
Paniermehl/Semmelbrösel, 1 EL geh. (10 g)	

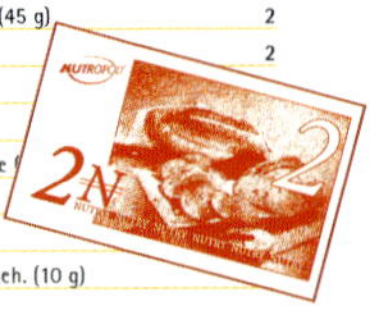

Auszug aus der Nutry-Preisliste

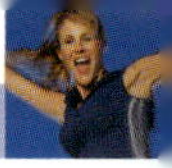

4. Bewegung – Power-Nutry verdienen

Ein unglaublich wichtiger Aspekt ist die Bewegung. Nutropoly motiviert Sie zu Bewegung. Jede Form der körperlichen Aktivität erhöht den Energieverbrauch Ihres Körpers. Durch körperliche Aktivität können Sie sich deshalb zusätzlich zu Ihrem täglichen Guthaben Nutry hinzuverdienen – die Power-Nutry. Wie viele Power-Nutry Sie für welche Tätigkeit bekommen, ist den Tabellen auf den Seiten 21 bis 24 zu entnehmen. Entscheiden Sie selbst, ob Sie die verdienten Power-Nutry für Lebensmittel ausgeben oder ob Sie sie sparen.

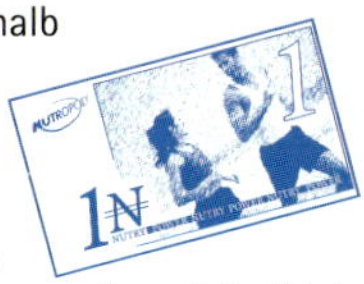

Power-Nutry-Schein

Power-Nutry

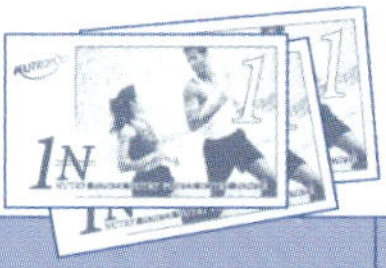

	Power-Nutry			
Aktivität (Minuten)	**10**	**20**	**30**	**60**
Aerobic	1	3	5	10
Auto waschen	0	1	2	4
Badminton	1	2	4	8
Basketball	1	2	4	8
Betten machen	1	2	3	5
Billard	0	0	0	1
Bogenschießen	0	1	2	4
Bowling (Kegeln)	0	1	2	3
Bügeln (stehend)	1	2	3	6
Crosstrainer - leicht	1	2	5	10
- mittel	2	4	6	12
- schwer	2	5	8	15
Eishockey	2	4	6	11
Eiskunstlauf	1	2	3	6

Körperliche Aktivitäten und die dadurch zu verdienenden Power-Nutry in einer Power-Nutry-Tabelle

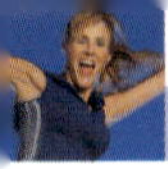

5. Der Zeitfaktor

Bei Nutropoly kommen Sie in kleinen Schritten voran. 100 bis 120 gesparte Nutry lassen bei Ihnen drei bis sechs Pfund purzeln. Denken Sie nicht, dass das wenig ist. Denn: je langsamer Sie abnehmen desto nachhaltiger ist Ihr Gewichtsverlust. Und dies ist schließlich Ihr Ziel: Abnehmen und das Gewicht halten. Für immer. Sie sollen gar nicht schnell abnehmen. Nur so vermeiden Sie mit Nutropoly den allseits bekannten Jo-Jo-Effekt.

6. Spielziel

Ihr Ziel ist es, von Ihrem täglichen Nutry-Guthaben etwas zu sparen und Power-Nutry zu verdienen.

Nutry sparen

Geben Sie an einem Tag weniger Nutry aus, als Ihnen aufgrund Ihres Tagesguthabens zur Verfügung stehen, sparen Sie Nutry.

Nutry verdienen

Verdienen Sie zusätzliche Nutry (Power-Nutry) durch Bewegung! Diese Power-Nutry können Sie zu Ihrer Nutry-Tagesration hinzurechnen. Damit haben Sie die Möglichkeit, Ihre Nutry-Menge zu erhöhen. Möchten Sie mehr Nutry verbrauchen, als Ihnen aufgrund Ihrer Tagesration zustehen, geben Sie die verdienten Power-Nutry für Nahrungsmittel aus. Sie können die Power-Nutry auch sparen, sprich: schneller abnehmen.

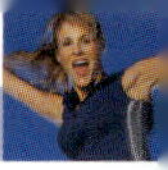

7. Die Nutry-Bilanz

Sie ziehen täglich Bilanz: Wie viele Nutry haben Sie von Ihrem Guthaben gespart bzw. wie viele Nutry haben Sie darüber hinaus ausgegeben? Wie viele Power-Nutry haben Sie verdient? Dies vermerken Sie in den Bilanztabellen im Anhang dieses Buches. Wenn Sie von Ihrem Nutry-Guthaben etwas sparen und/oder Power-Nutry verdienen, ist Ihre Bilanz positiv und Sie verlieren Pfunde. Geben Sie mehr Nutry aus, als Ihnen insgesamt durch Ihr Tagesguthaben und verdiente Power-Nutry zur Verfügung stehen, ist Ihre Bilanz negativ: Sie nehmen zu. Notieren Sie einmal wöchentlich Ihr Gewicht. Am besten wiegen Sie sich montags bevor Sie die erste Mahlzeit zu sich nehmen.

Nutry-Bilanz

Gewicht 80 kg

Datum	Nutry-Guthaben		Nutry ausgegeben		Nutry gespart/ zu viel ausgegeben		Power-Nutry verdient		Nutry-Bilanz
					+/-				+/-
Mo 22.03.	26	-	24	=	+2	+	6	=	+8
Di 23.03.	26	-	27	=	-1	+	3	=	+2
Mi 24.03.	26	-	26	=	0	+	6	=	+6
Do 25.03.	26	-	26	=	0	+	0	=	0
Fr 26.03.	26	-	28	=	-2	+	0	=	-2
Sa 27.03.	26	-	30	=	-4	+	3	=	-1
So 28.03.	26	-	21	=	+5	+	0	=	+5
Summe									+18

Die Nutry-Bilanztabelle zum Ausfüllen

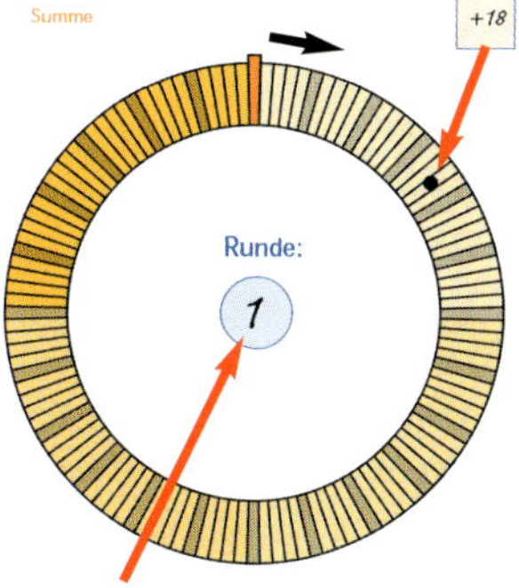

Der Bilanzkreis verdeutlicht Ihnen, wie weit Sie auf Ihrem Weg zum Ziel bereits gekommen sind. Rücken Sie entsprechend Ihrer Nutry-Bilanz auf dem Bilanzkreis im Uhrzeigersinn vor. Gehen Sie dabei von dem Spielstand der Vorwoche aus und addieren Sie jeweils die Wochenbilanzen. Ist Ihre Bilanz negativ, so gehen Sie auf dem Bilanzkreis rückwärts.

Tragen Sie hier ein, in welcher Spielrunde Sie sich befinden.

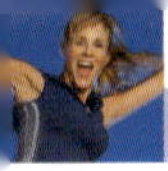

8. Spieldauer

Nutropoly hat einen Anfang aber kein Ende. Sie können Nutropoly so lange spielen, wie Sie möchten. Dabei werden Sie feststellen, dass Sie von Woche zu Woche leichter werden und dass Ihr Wohlbefinden kontinuierlich steigt. Beachten Sie dazu bitte auch die Hinweise zum BMI. Führen Sie regelmäßig einen BMI-Check (→ S. 17 f.) durch. Denken Sie daran, dass sich Ihre Nutry-Tagesration mit sinkendem Gewicht bzw. mit dem Erreichen Ihres Zielgewichtes ändert. Aktualisieren Sie deshalb regelmäßig Ihre Tagesration mit dem Nutry-Check (→ S. 19 f.).

9. Spielen in der Gruppe

Vielleicht fällt es Ihnen leichter, sich zu einem Spaziergang zu überwinden oder sich ein gesundes Essen zu kochen, wenn Sie nicht alleine sind? Bilden Sie eine Spielgruppe mit Gleichgesinnten! Das stärkt Ihre Motivation und bringt jede Menge Spaß. So können Sie beispielsweise Wetteinsätze wie eine Kinokarte oder die Einladung zu einem Kaffee vereinbaren, die eingelöst werden müssen, wenn ein Spieler ein bestimmtes Ziel erreicht hat. Als ein Ziel könnte beispielsweise festgelegt werden, 50 Nutry zu sparen oder 50 Power-Nutry zu verdienen. Hat ein Spieler oder eine Spielerin dieses Ziel erreicht, muss der Spieler mit den wenigsten gesparten oder verdienten Nutry den vereinbarten Wetteinsatz einlösen.

10. Was Sie brauchen

Um Nutropoly spielen zu können, benötigen Sie die folgenden Materialien:

50 Nutry in verschiedenen Einheiten (0,5N, 1N, 2N, 5N)
22 Power-Nutry
1 Power-Nutry-Tabelle
1 Nutry-Preisliste
1 Nutry-Bilanztabelle (zum Kopieren)

Das ist alles, was Sie brauchen. Mit Ihrem Nutropoly-Wegweiser können Sie also direkt loslegen! Viel Spaß beim spielenden Abnehmen!

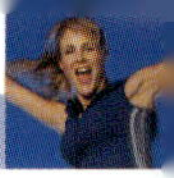

Vor dem Start

Wer darf Nutropoly spielen?

Tragen Sie einige Kilo Körpergewicht zu viel mit sich herum? Dann ist Nutropoly für Sie genau das Richtige. Ihr erster Schritt vor dem Spielbeginn ist eine Bestandsaufnahme: der BMI-Check.

BMI-Check

Die erste Frage lautet: Wie ist Ihr Körpergewicht zu bewerten? Haben Sie nur das Gefühl, ein paar Pfunde zu viel zu haben oder sind Sie tatsächlich zu dick? Eine Antwort gibt Ihnen Ihr persönlicher Body-Mass-Index (BMI).
Dieser Index bringt Ihre Körpergröße und Ihr Gewicht in eine Beziehung. Sie können Ihren BMI ganz leicht selbst berechnen. Sie müssen für die Ermittlung lediglich Ihr aktuelles Körpergewicht und Ihre Körpergröße kennen.
Auf unserer Internetseite **www.nutropoly.de** finden Sie einen **BMI-Rechner**. Einfach Ihr Körpergewicht und Ihre -größe eintragen - fertig.
Bei der Berechnung wird das Körpergewicht [kg] durch das Quadrat der Körpergröße [m^2] geteilt. Die Formel lautet:

$$\text{BMI} = \text{Körpergewicht} : (\text{Körpergröße in m})^2$$

Beispiel: Eine Person wiegt 74 kg und ist 1,68 m groß. Der BMI errechnet sich also folgendermaßen:
$\text{BMI} = 74 : (1{,}68)^2 = 74 : (1{,}68 \times 1{,}68) = 74 : 2{,}8 = 26{,}4$

Was sagt nun dieser Wert aus? Dies sagt Ihnen die BMI-Tabelle auf der folgenden Seite.

Zuerst den BMI-Check durchführen. Wenn Erkrankungen vorliegen oder eine bestimmte Diät eingehalten werden muss, fragen Sie erst einen Arzt oder eine Ärztin.

Führen Sie bitte vor dem Beginn des Spiels den BMI-Check durch und beachten Sie die dazugehörigen Erläuterungen in der Tabelle. Wiederholen Sie den BMI-Check regelmäßig jeden Monat. So haben Sie eine Kontrolle über die Veränderung Ihres Körpergewichts.

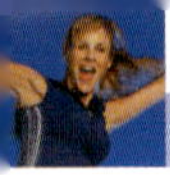

Was besagt Ihr BMI[1]?

BMI	Beurteilung des BMI	
unter 19[2]	Untergewicht	Sie wiegen zu wenig! Nehmen Sie nicht weiter ab! Bei Ihnen könnte sogar eine Tendenz zu Magersucht oder ein anderes gesundheitliches Problem vorliegen. Klärung bringt nur die Beratung durch einen Arzt oder eine Ärztin Ihres Vertrauens.
19–24,9	Normal gewicht	Ihr BMI liegt im idealen Bereich. Liegt ihr BMI an der unteren Grenze (19–23), sollten Sie nicht abnehmen. Liegen Sie mit Ihrem BMI im oberen Normbereich und fühlen sich dennoch unwohl mit Ihrem Körpergewicht, so kann Ihnen Nutropoly sicher weiterhelfen. Es vermittelt Ihnen mit der Zeit ein besseres Körpergefühl und kann Ihnen zu einer besseren Leistungsfähigkeit verhelfen.
25–29,9[3]	Leichtes bis mäßiges Übergewicht	Wenn Sie sich wohl fühlen und keine gesundheitlichen Probleme haben, brauchen Sie sich um Ihr Gewicht eigentlich keine Sorgen zu machen. Wegen möglicher Langzeitfolgen oder für den Fall, dass Sie bereits an Risikofaktoren wie Bluthochdruck, Fettstoffwechselstörungen, Diabetes oder Gicht leiden oder andere übergewichtsbedingte Probleme bestehen, sollten Sie jedoch eine mäßige Gewichtsreduktion anstreben. Für Sie ist Nutropoly genau das Richtige!
30–39,9	Deutliches Übergewicht	Ihr BMI befindet sich leider im roten Bereich. Sie sollten abnehmen! Für Sie empfiehlt sich gezieltes Abnehmen unter ärztlicher Kontrolle und Hilfestellung durch eine speziell auf Sie abgestimmte Ernährungsberatung. Unter diesen Voraussetzungen können Sie natürlich auch Nutropoly spielen.
40 und höher	Sehr starkes Übergewicht	Höchste Alarmstufe! Sie sollten aus medizinischen Gründen unbedingt abnehmen, wobei Sie aller Voraussicht nach auf individuelle Hilfe von Ernährungsexperten, Verhaltenstherapeuten und Physiotherapeuten angewiesen sind. Nutropoly bringt Sie hier leider ohne individuelle Beratung nicht weiter.

[1] Der BMI eignet sich zur Gewichtsbeurteilung nicht für Personen unter 18 Jahren, Schwangere sowie gebrechliche, alte Menschen.
[2] Bei Frauen unter 18 Jahren kann ein BMI unter 19 normal sein.
[3] Für Personen über 60 Jahre ist ein BMI von 23 bis 29 als Normbereich anzusehen.

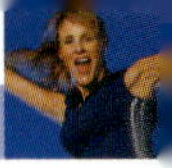

Nutry-Check

Wie hoch ist Ihr tägliches Nutry-Guthaben?

Die folgende Tabelle zeigt Ihnen, wie hoch Ihre tägliche Nutry-Ration ist, d. h. wie viele Nutry Sie sich für einen Tag zuteilen dürfen. Gehen Sie in der Ihrem Geschlecht entsprechenden Tabelle in der Zeile Ihres Alters nach rechts, bis Sie auf die Spalte mit Ihrem aktuellen Körpergewicht treffen. Hier lesen Sie Ihre Nutry-Tagesration ab.

Denken Sie daran, den Nutry-Check regelmäßig – z. B. einmal im Monat – durchzuführen! Wenn Sie mit der Zeit Gewicht abnehmen, verbraucht Ihr Körper weniger Energie, d. h. er kommt mit weniger Nutry aus. Daher bekommen Sie eine Ihrem veränderten Körpergewicht entsprechende Nutry-Tagesration zugeteilt, damit Ihre Gewichtsabnahme nicht stagniert.

Ablesebeispiel: Sie sind weiblich, Ihr Körpergewicht beträgt 75 Kilogramm (kg) und Sie sind 31 Jahre alt. Sie dürfen sich dann täglich 25 Nutry zuteilen.

Frauen

Alter in Jahren	15–18	19–30	31–60	über 60
Körpergewicht (kg)	Nutry/Tag	Nutry/Tag	Nutry/Tag	Nutry/Tag
55–59	25	22	21	20
60–64	26	23	22	20
65–69	28	25	23	20
70–74	30	27	24	21
75–79	31	29	25	22
80–84	33	31	26	24
85–89	35	33	27	25
90–94	37	35	28	26
95–99	38	37	29	27
100–104	40	38	30	28
105–109	42	40	31	29
110–114	43	42	32	30
115–119	45	44	33	32
120–124	47	46	34	33
125–129	48	48	35	34

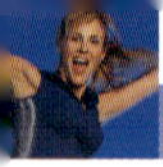

Männer

Alter in Jahren	15–18	19–30	31–60	über 60
Körpergewicht (kg)	Nutry/Tag	Nutry/Tag	Nutry/Tag	Nutry/Tag
60–64	32	29	28	21
65–69	34	31	29	23
70–74	37	33	31	26
75–79	39	35	32	21
80–84	41	37	34	27
85–89	43	38	35	29
90–94	46	40	37	30
95–99	48	42	38	31
100–104	48	44	40	33
105–109	48	46	41	34
110–114	48	48	42	36
115–119	48	48	44	37
120–124	48	48	45	39
125–129	48	48	47	40
130–134	48	48	48	42

Sie haben Ihr Zielgewicht erreicht?

Für den Fall, dass Sie Ihr Zielgewicht erreicht haben (BMI-Check) und nicht mehr abnehmen möchten bzw. dürfen, geben Sie das Ihrem aktuellen Körpergewicht entsprechende Nutry-Guthaben für Lebensmittel aus. Sparen Sie davon nichts ein, damit Sie nicht noch weiter abnehmen. Ist Nutropoly spielen damit für Sie beendet? Nein, denn Sie können sich weiter Power-Nutry durch körperliche Betätigung dazuverdienen und auf dem Bilanzkreis vorankommen.

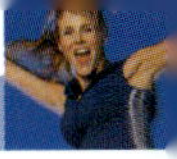

Power-Nutry

Bewegen heißt die Devise

Um nachhaltig abzunehmen ist körperliche Aktivität extrem wichtig. Durch Ausdauersportarten wie Walking und Jogging verbrennen Sie Fett im wahrsten Sinne des Wortes. Führen Sie ein gezieltes Muskelaufbautraining durch. So bauen Sie Muskeln auf und als Nebeneffekt schmelzen Ihre überzähligen Pfunde regelrecht dahin. Verdienen Sie sich durch Bewegung Power-Nutry. Diese Power-Nutry können Sie entweder für Nahrungsmittel ausgeben oder sparen! Wie viele Nutry Sie für welche Tätigkeit bekommen, sehen Sie in der folgenden Tabelle (→ S. 22 f.).

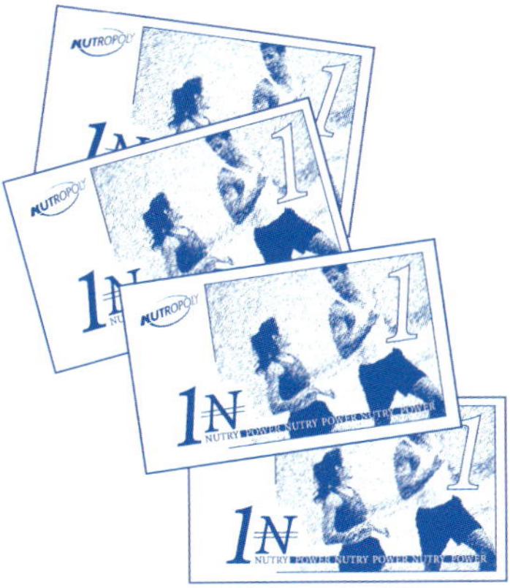

Wenn Sie im Fitness-Studio trainieren

Manche Geräte zeigen Ihren Energieverbrauch in Kilokalorien (kcal) an. Diesen Kilokalorienwert können Sie ganz einfach in Power-Nutry umrechnen. Teilen Sie die Anzahl der Kilokalorien durch 50. So kommen Sie auf den entsprechenden Power-Nutry-Wert.

kcal/50 = Power-Nutry-Wert

Beispiel: Eine Person trainiert eine Stunde auf dem Laufband und verbraucht dabei 350 kcal. Dies entspricht 7 Power-Nutry.

Power-Nutry

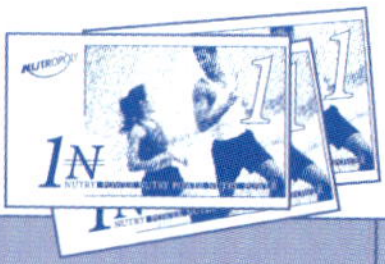

Aktivität (Minuten)		Power-Nutry 10	20	30	60
Aerobic		1	3	5	10
Auto waschen		0	1	2	4
Badminton		1	2	4	8
Basketball		1	2	4	8
Betten machen		1	2	3	5
Billard		0	0	0	1
Bogenschießen		0	1	2	4
Bowling (Kegeln)		0	1	2	3
Bügeln (stehend)		1	2	3	6
Crosstrainer	- leicht	1	2	5	10
	- mittel	2	4	6	12
	- schwer	2	5	8	15
Eishockey		2	4	6	11
Eiskunstlauf		1	2	3	6
Fechten		1	2	4	8
Fenster putzen		0	1	2	4
Fitnesstraining		2	5	8	16
Frisbee		1	2	3	6
Fußball		2	3	5	10
Fußboden wischen		1	2	2	5
Gartenarbeit (ohne elektrische Geräte)		1	2	3	5
Gehen (Walking)	- langsam (2–3 km/h)	0	0	1	2
	- normal (5 km/h)	0	1	2	4
	- schnell (6–7 km/h)	1	2	3	6
Geschirr spülen		0	1	2	3
Golf		1	2	3	5
Gymnastik	- leicht	1	2	3	5
	- intensiv	2	4	6	12
Handball		2	4	6	11

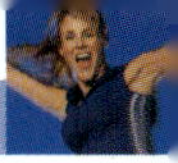

Aktivität (Minuten)	Power-Nutry 10	20	30	60
Hockey	2	3	5	10
Inline skaten - 15 km/h	1	2	3	6
- 20 km/h	1	3	4	9
- 25 km/h	2	4	6	12
Judo	2	5	7	15
Kanusport (6 km/h)	1	2	3	7
Karate/Taekwon-Do	2	5	7	15
Klettern	2	4	6	12
Krafttraining	1	3	4	8
Laufen (Joggen) - 9 km/h	2	4	6	12
- 12 km/h	3	6	8	17
- 15 km/h	4	7	10	20
Mountain-Biking	2	4	7	13
Nordic Walking - langsam (2–3 km/h)	0	1	2	4
- normal (5 km/h)	1	2	3	7
- schnell (6–7 km/h)	2	3	5	10
Rad fahren - 12 km/h	0	1	2	4
- 16 km/h	1	2	3	7
- 24 km/h	2	3	5	9
- 28 km/h	4	5	8	16
- 32 km/h	3	6	10	19
Reiten - Galopp	2	3	5	10
- leichter Trab	1	1	2	3
- Schritt	0	0	1	2
Ringen	2	5	7	15
Rudern - gemütlich	1	2	3	5
- Wettkampf	2	4	7	13
Schlittschuh laufen	1	2	4	8
Schnee schaufeln	1	3	5	10
Schwimmen (Brust) - 20 m/min	1	2	2	4
- 30 m/min	1	3	4	8

		Power-Nutry			
Aktivität (Minuten)		10	20	30	60
Schwimmen (Brust)	- 40 m/min	2	4	5	11
	- 50 m/min	2	5	7	14
(Rücken)	- 20 m/min	0	0	1	2
	- 30 m/min	1	2	3	5
Segeln		1	1	2	3
Sex	- aktiv	1	2	3	7
	- passiv	0	1	2	3
Ski alpin		2	4	6	11
Ski-Langlauf	- 4 km/h	1	3	4	8
	- 6 km/h	2	4	6	11
	- 8 km/h	2	4	7	13
Snowboarding		2	4	7	13
Spinning		2	5	8	16
Squash		2	4	6	12
Step-Aerobic		2	4	6	11
Tai-Chi		1	2	3	6
Tanzen	- Disco	1	2	4	7
	- Gesellschaftstanz	1	1	2	4
	- Tanzsport	2	3	5	10
Tauchen		3	6	10	20
Tennis		1	3	4	8
Tischtennis		1	2	2	5
Trampolin	- Gehen (Walken)	1	2	3	6
	- Laufen	2	4	6	12
	- Hüpfen	3	5	8	15
Treppen steigen		1	2	4	8
Volleyball		1	1	2	4
Wandern mit Rucksack (5 km/h)		1	2	4	7
Wasserski		1	3	4	8
Windsurfen		1	3	4	9
Yoga		0	1	2	5

Nutry-Preisliste

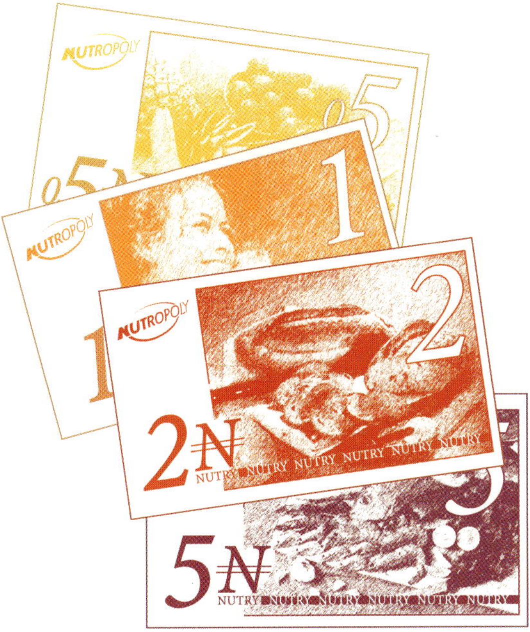

Inhalt

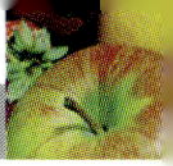

Seite

Abkürzungen:

TL	Teelöffel
EL	Esslöffel
F. i. Tr.	Fett in Trockenmasse
geh.	gehäuft
Päck.	Päckchen
St.	Stück
kl.	klein
gr.	groß
>	mehr als
<	weniger als

Übliche Einheiten und Größen:

1 EL	15 ml
1 TL	5 ml
1 EL Öl	12 g
1 TL Öl	5 g
1 EL Soße mit Einlage	ca. 20 g
1 EL Soße ohne Einlage	ca. 15 g
1 Glas	200 ml
1 Tasse	150 ml
1 Scheibe Brot	ca. 45 g
1 Scheibe/1 Ecke Käse	ca. 30 g
1 Scheibe Wurst	ca. 30 g

Brot und Brötchen

	Nutry
Baguette-Brot, 1 Scheibe (30 g)	1
Baguette-Brötchen, 1 St. (60 g)	2,5
Brot, alle Sorten, 1 Scheibe (45 g)	1,5
Brötchen, alle Sorten, 1 St. (45 g)	2
Brötchen, getrocknet (Scorpa, Brödli etc.), 1 Hälfte (10 g)	0,5
Croissant, 1 St. (70 g)	7,5
Croissant mit Schokolade, 1 St. (70 g)	8
Dampfbrötchen mit Hefe, 1 St. (45 g)	2
Fladenbrot, 1 Ecke (50 g)	2
Grahambrot, 1 Scheibe (40 g)	1,5
Graubrot, 1 Scheibe (45 g)	1,5
Knäckebrot, alle Sorten, 1 Scheibe (10 g)	0,5
Laugengebäck, 1 St. (50 g)	3
Mischbrot, 1 Scheibe (45 g)	1,5
Paniermehl/Semmelbrösel, 1 EL geh. (10 g)	0,5
Pita-Brot, 1 St. (65 g)	2,5
Pumpernickel, 1 Scheibe (40 g)	1
Rosinenbrötchen, 1 St. (45 g)	2
Röstbrotwürfel, 2 EL (10 g)	0,5
Taco-Schale, 1 St. (10 g)	1
Toastbrot, alle Sorten, 1 Scheibe (25 g)	1
Vollkornbrot, alle Sorten, 1 Scheibe (50 g)	1,5
Vollkornbrötchen, alle Sorten, 1 St. (60 g)	2
Weißbrot, 1 Scheibe (30 g)	1
Zwieback, 1 St. (10 g)	0,5

Brotaufstriche, süß

	Nutry
Erdnussbutter, 1 EL (12 g)	1,5
Fruchtsirup, 1 EL (20 g)	1
Honig/Kunsthonig, 1 TL (10 g)	0,5
Konfitüre/Marmelade/Gelee, alle Sorten	
- mit Zucker, 1 EL (20 g)	1
- mit Zuckeraustauschstoff und Süßstoff, 2 EL (40 g)	0,5
- mit Fruchtzucker für Diabetiker, 1 EL (20 g)	0,5
Maronencreme, süß, 1 EL (20 g)	1
Nussmus/Mandelmus, 1 EL (12 g)	1,5
Nuss-Nougat-Creme, 1 EL (20 g)	2
Nuss-Nougat-Creme für Diabetiker, 1 EL (20 g)	2
Pflaumenmus, 1 EL (20 g)	0,5
Sirup/Glukosesirup, 1 EL (20 g)	1,5
Sirup für Diabetiker, 1 EL (20 g)	1

Desserts und süße Speisen

	Nutry
Apfel im Schlafrock, 1 Teller (250 g)	8
Apfelkompott/-mus mit Zucker, 1 Schale (150 g)	1
Apfelschmarrn, 1 Portion (200 g)	8,5
Arme Ritter (Brot in Eierkuchenteig), 1 St. (75 g)	3,5
Bananen im Ausbackteig, 1 St. mittel (150 g)	4,5
Bayerische Creme, 1 Schale (150 g)	7,5
Birnen mit Schokoladensoße, 1 Portion (150 g)	2
Bratäpfel, 1 St. (150 g)	3,5
Buchweizengrütze, 1 Schale (150 g)	4
Buttermilchkaltschale, 1 Teller (350 g)	4,5
Buttermilchspeise, 1 Schale (150 g)	3
Crêpes Suzette, 1 St. (50 g)	2
Dampfnudeln, 1 St. (110 g)	6
Früchtequark, 1 Schale (150 g)	3
Fruchtkaltschale, 1 Teller (350 g)	3,5
Fruchtschaum-Dessert, 1 Schale (150 g)	3
Fruchtsoßen, 4 EL (60 g)	0,5
Grießpudding, 1 Schale (150 g)	6,5
Grießschnitten, 1 St. (150 g)	5
Grießsuppe mit Milch, 1 Teller (350 g)	6,5
Honigpfannkuchen, 1 St. (50 g)	2,5
Joghurtcreme, 1 Schale (150 g)	4
Kaiserschmarrn, 1 Portion (200 g)	8
Karamellsoße, 4 EL (60 g)	1
Kartoffelbällchen süß (Hefeteig mit Kartoffeln), 1 St. mittel (100 g)	3
Kirschkaltschale, 1 Teller (350 g)	7
Kirschmichel, 1 Portion (150 g)	5,5
Krapfen (Beignets), 1 St. (55 g)	1,5
Mehlpfannkuchen (Plinsen), 1 St. (50 g)	2
Milchsuppe, 1 Teller (320 g)	6,5
Mousse au chocolat, 1 Schale (150 g)	6,5
Obstkompott mit Zucker, 1 Schale (150 g)	1
Palatschinken, 1 Portion (150 g)	7,5
Pfannkuchen (Eierkuchen) mit Konfitüre, 1 St. (60 g)	2,5
Pudding, 1 Schale (150 g)	4

	Nutry
Quark-/Topfenschnitten, 1 St. (100 g)	**6,5**
Quarkklöße, 1 St. (100 g)	**4**
Quarkkrapfen, 1 St. (55 g)	**3,5**
Rote Grütze, 1 Schale (150 g)	**3**
Rumtopf, 1 Schale (150 g)	**4,5**
Sahnesoße, süß, 4 EL (60 g)	**4**
Salzburger Nockerln, 1 Portion (100 g)	**4,5**
Schokoladenkaltschale, 1 Teller (350 g)	**6,5**
Schokoladensoße, 4 EL (60 g)	**1**
Topfenstrudel, 1 Portion (150 g)	**6**
Vanillesoße, 4 EL (60 g)	**1**
Weincreme, 1 Schale (150 g)	**3,5**

Ei

	Nutry
Ei (Hühnerei), 1 St. (60 g)	2
Eigelb (Hühnerei), 1 St. (22 g)	1,5
Eiweiß (Hühnerei), 1 St. (38 g)	0,5
Eiweißpulver, 1 EL (10 g)	0,5
Entenei, 1 St. (50 g)	2
Gänseei, 1 St. (65 g)	2,5
Putenei, 1 St. (65 g)	2,5
Vollei-Pulver (Hühnerei), 1 EL (10 g)	1,5

Eierspeisen

Je 1 Portion

	Nutry
Cocktail-Eier mit Schinken und Champignons (150 g)	5
Eier „russisch" (120 g)	5,5
Eier, gekocht, mit Remouladensoße (110 g)	4
Eier, pochiert (verlorene Eier) (120 g)	4
Eierpfannkuchen/Eierkuchen (180 g)	8
Eierragout mit Pilzen (240 g)	5,5
Eierstich mit Kräutern (140 g)	4
Omelett (140 g)	6
Omelett mit Champignons (200 g)	7
Omelett mit Kartoffeln und Schinken (200 g)	5
Rührei (120 g)	4,5
Rührei mit Pilzen (200 g)	5
Rührei mit Schinken und Pilzen (200 g)	6,5
Rührei mit Speck (200 g)	8
Spiegelei (in Fett gebacken), 1 St. (65 g)	3
Spiegelei mit Schinken, (160 g)	6,5

Eis

	Nutry
Eis, 1 Kugel (75 g)	1,5
Big Sandwich, 1 St.	3,5
Calippo Cola, 1 St.	1,5
Cornetto	
- Bottermelk-Zitrone, 1 St.	4,5
- Erdbeer, 1 St.	5
- Haselnuss, 1 St.	5,5
- Royal, 1 St.	7
Cornetto-Soft, alle Sorten, 1 St.	3,5
Cuja Mara Split, 1 St.	2
Domino, 1 St.	2,5
Eis mit Schlagsahne, 1 kl. Portion (100 g)	2,5
Eis-Baisertorte, 1 St. (120 g)	5,5
Eisbecher mit Sahne und Früchten, 1 Portion (200 g)	8
Eiskaffee, 1 Portion (200 g)	9
Eiskonfekt, 1 St. (12 g)	1
Eiswaffel, 1 St. (5 g)	0,5
Flutschfinger, 1 St.	1
Fruchteis, 1 Kugel (75 g)	1,5
Fürst-Pückler-Eis, 1 Portion	4
Macao	
- Mandel, 1 St.	7,5
- Straciatella, 1 St.	6,5
- Vanille, 1 St.	6,5
Magnum	
- Caramel & Nuts, 1 St.	4,5
- Classic, Magnum Weiß, 1 St.	6,5
- Double Chocolate, 1 St.	9
- Mandel, 1 St.	7
- Yoghurt fresh, 1 St.	5,5
Maple Walnuts, Tüte, 1 St.	7
Milchspeiseeis, 1 Kugel (75 g)	1,5
Milk Flip, 1 St.	1
Nogger, 1 St.	5

	Nutry
Nucki	
- Erdbeer, 1 St.	4
- Nuss, 1 St.	5,5
Panna Cotta Orange, Tüte, 1 St.	5,5
Pfirsich Melba, 1 Portion (200 g)	6,5
Sahneeiscreme, 1 Kugel (75 g)	3,5
Sahnefruchteis, 1 Kugel (75 g)	2,5
Schwarzwälder Kirsch, Tüte, 1 St.	5,5
Softeis mit Waffel, 1 St. (100 g)	2,5
Solero Exotic, 1 St.	2,5
Sorbet, 1 kl. Portion (75 g)	2
Vanilleeis mit heißen Himbeeren, 1 Portion (200 g)	4
Waffeltüte, 1 St. (10 g)	1

Fette und Öle

Je 1 EL (12 g)

	Nutry
Butter	2
Butter, halbfett	1
Erdnussbutter	1,5
Frittierfett	2,5
Kakaobutter	2,5
Knoblauchbutter, bis 62 % Fett	1,5
Kokosfett	2,5
Kräuterbutter	2
Lebertran	2,5
Margarine	2
- halbfett	1
- viertelfett	0,5
Mayonnaise	
- 25 % Fett	1
- 50 % Fett	1,5
- 80 % Fett	2
Öl/Pflanzenöl, alle Sorten	2,5
Remoulade, 65 % Fett	2
Rindertalg	2,5
Schmalz	2,5
Streichrahm, 22 % Fett	0,5

Fisch und Meeresfrüchte

	Nutry
Aal, frisch, roh (150 g)	9
Aal, geräuchert (75 g)	5
Austern, 5 St. (100 g)	1,5
Backfisch, paniert, roh (150 g)	5
Barsch, frisch, roh (150 g)	2,5
Barsch, geräuchert (75 g)	1,5
Bismarckhering, Konserve, abgetropft, 1 St. (85 g)	3,5
Brathering, Konserve, abgetropft, 1 St. (150 g)	6
Bratmakrele, Konserve, abgetropft (65 g)	2,5
Bückling, 1/2 Fisch (125 g)	6
Fischfrikadelle, paniert (150 g)	3,5
Fischstäbchen, roh, 1 St. (30 g)	0,5
Flunder, frisch, roh (150 g)	3
Forelle, frisch, roh (150 g)	3,5
Forelle, geräuchert (75 g)	2
Garnelen, 5 St. (50 g)	1
Hecht, frisch, roh (150 g)	2,5
Heilbutt, frisch, roh (150 g)	3
Heilbutt, geräuchert (75 g)	1,5
Hering, frisch, roh (150 g)	7
Hering, geräuchert (75 g)	3,5
Hummer, 1 kl. Portion (100 g)	1,5
Kabeljau (Dorsch), frisch, roh (150 g)	2,5
Karpfen, frisch (150 g)	3,5
Karpfen, geräuchert (75 g)	2
Kaviar, echt, 1 TL (5 g)	0,5
Kaviarersatz, 3 TL (15 g)	0,5
Krabben, 2 EL (50 g)	1
Krebse (Krustentiere), frisch (100 g)	2
Lachs (Salm), frisch, roh (150 g)	4
Lachs, geräuchert, 1 Scheibe (60 g)	2
Languste (Spiny/Rocklobster) (100 g)	2
Makrele, frisch (150 g)	6
Makrele, geräuchert (75 g)	3
Makrele, Konserve in Öl, abgetropft, 2 EL (60 g)	2,5
Matjeshering, frisch (150 g)	9,5

	Nutry
Matjeshering, geräuchert (75 g)	5
Matjeshering, Konserve, in Öl, abgetropft (65 g)	3,5
Muscheln, 1 Portion (125 g)	1,5
Rotbarsch, frisch, roh (150 g)	3
Rotbarsch, geräuchert (75 g)	1,5
Sardelle (Anchovis), frisch (150 g)	3
Sardelle, geräuchert (75 g)	1,5
Sardelle, Konserve, abgetropft (65 g)	1,5
Sardellenpaste (10 g)	0,5
Sardine, frisch, roh (150 g)	4
Sardine, geräuchert (75 g)	2
Sardine, Konserve, in Öl, abgetropft, 2 EL (60 g)	2
Schellfisch, frisch, roh (150 g)	2,5
Schellfisch, geräuchert (75 g)	1,5
Scholle, frisch, roh (150 g)	2,5
Scholle, geräuchert (75 g)	1,5
Schwertfisch, frisch, roh (150 g)	3,5
Schwertfisch, geräuchert (75 g)	2
Seehecht, frisch, roh (150 g)	3
Seehecht, geräuchert (75 g)	1,5
Seelachs/Köhler, frisch, roh (150 g)	2,5
Seelachs/Köhler, geräuchert (75 g)	1,5
Seeteufel, frisch, roh (150 g)	2
Seezunge, frisch, roh (150 g)	2,5
Seezunge, geräuchert (75 g)	1,5
Sprotte, frisch, roh (150 g)	7,5
Sprotte, geräuchert (75 g)	4
Steinbutt, frisch, roh (150 g)	2,5
Steinbutt, geräuchert (75 g)	1,5
Thunfisch, frisch, roh (150 g)	7,5
Thunfisch, Konserve in Öl, abgetropft, 2 EL (60 g)	3
Thunfisch, Konserve, in eigenem Saft, 2 EL (60 g)	1,5
Tintenfisch, Fleisch (150 g)	2,5
Wels frisch, roh (150 g)	5,5
Wels, geräuchert (75 g)	3
Zander, frisch, roh (150 g)	2,5

Fischgerichte

1 Portion, falls nicht anders angegeben

	Nutry
Aal, gebacken (150 g)	9
Aal, gekocht, mit Dillsoße (250 g)	15,5
Barsch, in Folie gebacken (250 g)	7
Bouillabaisse, 1 Tasse (150 g)	2
Fisch, gedünstet, mit Kräutersoße (200 g)	5
Fisch, im Ganzen gebraten, mit Sahnesoße (250 g)	7
Fisch, überbacken (300 g)	10
Fischauflauf (300 g)	9
Fischfilet „Müllerin" (230 g)	9
Fischfilet „neapolitanisch", in Soße (200 g)	4,5
Fischfilet, gebraten (200 g)	4,5
Fischfilet, gedünstet (200 g)	5
Fischfilet, gedünstet, mit Gemüsesoße (300 g)	5
Fischfilet, gegrillt (200 g)	6
Fischfilet im Eierteig (230 g)	8,5
Fischfilet im Teig (230 g)	7
Fischfilet, paniert, gebraten (200 g)	7
Fischfilet, überbacken, mit Pilzen und Soße (300 g)	8,5
Fischfrikadelle (180 g)	6,5
Fischfrikassee mit Soße (300 g)	7
Fischgulasch mit Paprikaschoten (300 g)	5,5
Fischhackbraten (200 g)	5
Fischklößchen (200 g)	4,5
Fischstäbchen, 1 St. (30 g)	1
Flunder, gebraten (200 g)	6,5
Flunder, paniert, gebraten (200 g)	7,5
Forelle, paniert, gebraten (200 g)	8
Forellenfilets, gebraten (200 g)	6
Garnelen in Senfsoße (180 g)	5,5
Garnelencremesuppe, 1 Tasse (150 g)	7
Hechtfilet, paniert, gebraten (200 g)	7
Heilbutt, gebraten (200 g)	5,5
Heilbutt, gegrillt (200 g)	7,5
Heilbutt, gekocht (200 g)	4,5
Heilbutt, paniert, gebraten (200 g)	7,5

	Nutry
Heringsfilet in saurer Sahne	7,5
Heringsfilet in Soße, Konserve, 1/2 Dose (90 g)	3,5
Heringsfilet, paniert, gebraten	14,5
Heringsröllchen in Tomatensoße, 1 St. (80 g)	1,5
Hummer „amerikanische Art" (250 g)	6,5
Jakobsmuscheln „Pariser Art" (200 g)	3,5
Jakobsmuscheln „provenzalische Art" (200 g)	5,5
Kabeljau, gekocht (200 g)	3
Kabeljau, paniert, gebraten (200 g)	7
Kabeljaufilet, gebraten, mit pikanter Soße (250 g)	6,5
Kabeljaufilet, in der Folie gebacken (200 g)	3
Karpfen, gegrillt (200 g)	6
Karpfen paniert, gebraten (200 g)	8
Kochfisch (200 g)	3,5
Krabben, überbacken (200 g)	7,5
Krebse, gratiniert (200 g)	6,5
Lachs, gekocht (200 g)	6
Lachs, paniert, gebraten (200 g)	7
Lachsfilets, gebraten (200 g)	7,5
Makrele, gedünstet, pikante Art (150 g)	7
Makrele, paniert, gebraten (150 g)	8
Matjeshering nach Hausfrauenart (250 g)	11
Muscheln „Bordelaiser Art" (200 g)	5
Muscheln „Marseiller Art" (200 g)	4,5
Muscheln im Weißweinsud (200 g)	2,5
Muscheln nach Seemannsart (200 g)	3,5
Ragout fin vom Fisch (200 g)	6
Ragout vom Fisch (250 g)	5,5
Riesengarnelen, gebacken, mit Knoblauch (300 g)	10
Riesengarnelen, gegrillt (300 g)	9
Riesenscampi vom Grill (300 g)	9,5
Rollmops, 1 St. (80 g)	2,5
Rotbarsch, paniert, gebraten (200 g)	7,5
Rotbarschfilet in Soße (250 g)	6,5
Sardellen, gefüllt (110 g)	5

	Nutry
Sardinen „neapolitanische Art" (110 g)	3
Sardinen in Weißwein, gebacken (100 g)	4
Scampi „Stromboli" (200 g)	5
Scampi in pikanter Tomatensoße (200 g)	3,5
Schellfisch, gekocht (200 g)	3,5
Scholle in Weißweinsoße (250 g)	4
Schollenfilet, paniert, gebraten (200 g)	7,5
Seehecht, gekocht (200 g)	4
Seelachs mit Paprikasoße (250 g)	5,5
Seelachs-Risotto (350 g)	6
Seelachsschnitte, gedämpft, in Dillsoße (250 g)	3,5
Seezunge, gebraten (200 g)	6,5
Seezunge, gegrillt (200 g)	4,5
Thunfisch, paniert, gebraten (150 g)	9
Thunfisch vom Grill (150 g)	8
Tintenfische, ausgebacken (280 g)	6
Tintenfische, gebraten (280 g)	9
Zanderfilet, paniert, gebraten (200 g)	7

Fleisch

Falls nicht anders angegeben, entsprechen die Angaben 1 Stück/1 Portion frischem, mittelfettem Fleisch. Für mageres Fleisch ist 1 Nutry abzuziehen, für fettes Fleisch sind 1,5 Nutry zuzuschlagen.

	Nutry
Brät (100 g)	6,5
Eisbein (Haxe), frisch (150 g)	6
Gulasch, Ragout (150 g)	4
Hackfleisch vom Kalb (100 g)	3
Hackfleisch vom Rind (100 g)	4,5
Hackfleisch vom Schwein (100 g)	5,5
Hacksteak (100 g)	4,5
Hauskaninchen (150 g)	5
Innereien (Leber, Herz, Niere) (125 g)	3
Kalb	
- Filet (Lende) (150 g)	5
- Filet (Lende), mager (150 g)	3,5
- Fleisch (150 g)	4
- Kochfleisch (150 g)	4,5
- Kotelett (150 g)	5
- Roulade (150 g)	3,5
- Steak (150 g)	5
- Steak, mager (150 g)	3
Kutteln/Rindermagen (125 g)	2,5
Mett/Gehacktes (100 g)	5,5
Pferdefleisch (150 g)	3,5
Rind	
- Filet (Lende) (150 g)	3,5
- Fleisch (150 g)	5
- Fleisch, gepökelt, geräuchert (150 g)	4,5
- Gulasch (150 g)	5
- Kamm (150 g)	5,5
- Kochfleisch (150 g)	7,5
- Kotelett (150 g)	5,5
- Kotelett, mager (150 g)	4
- Roastbeef, mager (150 g)	4
- Roastbeef, mittelfett/fett (150 g)	5,5

	Nutry
Rind	
- Roulade, Schnitzel, Steak (150 g)	5
Rindertalg, 1 EL (12 g)	2,5
Saumagen (125 g)	4
Schaf	
- Filet (150 g)	3,5
- Fleisch, Gulasch, Kamm (150 g)	7,5
- Kochfleisch, frisch (150 g)	9
- Kotelett, Steak (150 g)	7
- Lende (Filet) (150 g)	5,5
- Roulade, Schnitzel (150 g)	6,5
Schwein	
- Bauch (150 g)	9
- Filet (150 g)	3
- Fleisch, gepökelt, geräuchert (150 g)	4,5
- Fleisch (150 g)	6
- Gulasch, Kamm (150 g)	5,5
- Keule (Schinken), frisch oder geräuchert (150 g)	4,5
- Keule (Schinken), gepökelt, geräuchert (150 g)	4
- Keule (Schinken), gepökelt, ungeräuchert (150 g)	3,5
- Kochfleisch (150 g)	6,5
- Kotelett (150 g)	5,5
- Lende (150 g)	5,5
- Lende, mager (150 g)	3
- Roulade, Schnitzel (150 g)	4,5
- Steak (150 g)	5,5
Schweineschmalz, 1 EL (12 g)	2,5
Tatar/Schabefleisch (100 g)	2,5
Wild (Hase, Hirsch, Reh, Wildkaninchen) (150 g)	3,5
Ziegenfleisch (150 g)	5
Zunge (125 g)	6

Fleischgerichte

1 Portion/1 Stück, falls nicht anders angegeben

	Nutry
Beefsteak (200 g)	9,5
Bratwurst (150 g)	10
Cevapcici mit Reis (150 g)	7,5
Cordon bleu vom Kalb (150 g)	6
Cordon bleu vom Schwein (150 g)	7
Corned Beef, Konserve (150 g)	4
Eisbein, gekocht (250 g)	7,5
Filetsteak, gebraten (200 g)	6,5
Filetsteak mit Kräuterbutter (200 g)	12,5
Fleischkäse, gebraten (130 g)	10
Fleischpastete (200 g)	13,5
Frikadelle/Klops (100 g)	3
Grillsteak (250 g)	8
Hackbraten mit Soße (300 g)	11,5
Hacksteak (150 g)	6,5
Hammelbraten mit Soße (250 g)	7
Hammelragout (200 g)	6,5
Hasenbraten, mariniert (200 g)	4,5
Hirschbraten mit Soße (400 g)	7,5
Jägerschnitzel (200 g)	4,5
Kalbsbraten mit Soße (250 g)	8,5
Kalbsbrust, gedünstet (250 g)	6,5
Kalbsbrust, gefüllt, mit Soße (250 g)	8
Kalbsfilet, gebraten (150 g)	6,5
Kalbsfrikassee (250 g)	5
Kalbsgeschnetzeltes, Kalbsgulasch (250 g)	3,5
Kalbshaxe, geschmort, mit Soße (220 g)	6
Kalbskotelett, gegrillt, mit Kräuterbutter (150 g)	9
Kalbskotelett in Rahm (200 g)	6
Kalbskotelett, natur, gebraten (150 g)	6
Kalbskotelett, paniert, gebraten (150 g)	8,5
Kalbsmedaillons in Weißweinsoße (150 g)	5,5
Kalbsragout mit Champignons und Soße (250 g)	5
Kalbsroulade mit Soße (200 g)	6
Kalbsschnitzel mit Schinken und Soße (200 g)	7,5

	Nutry
Kalbssteak, natur, gebraten (150 g)	6
Kasseler im Teigmantel (300 g)	14,5
Kasseler Kotelett (200 g)	8
Kasseler Steak (150 g)	4,5
Königsberger Klöpse (200 g)	8,5
Lammfilet (150 g)	4,5
Lammkotelett (150 g)	8,5
Lammragout (200 g)	7,5
Lammschmorbraten mit Soße (250 g)	10
Leberkäse, gebraten (130 g)	8,5
Leberkäse im Bierteig (160 g)	10
Leberknödel (100 g)	2,5
Leberpastete (150 g)	5
Pfeffersteak mit Soße (250 g)	8
Pökelrinderbrust mit Meerrettichsoße (260 g)	7
Ragout fin (180 g)	6
Rehbraten mit Soße (300 g)	13,5
Rehkeule, gebraten, mit frischen Feigen (300 g)	9
Rinderbraten mit Soße (350 g)	11,5
Rinderfilet, gebraten, mit Röstgemüse (200 g)	7,5
Rinderfilet, gedünstet, mit Soße (200 g)	4
Rindergulasch (400 g)	8,5
Rindergulasch mit Gemüse (400 g)	7
Rinderkotelett (200 g)	9
Rinderleber, gebraten (150 g)	5,5
Rinderragout (400 g)	9
Rinderroulade mit Soße (400 g)	10,5
Rinderschmorbraten mit Soße (350 g)	8
Rippchen, gekocht (250 g)	9
Roastbeef, gebraten (300 g)	11
Roastbeef, gedünstet, mit Soße (300 g)	7
Rumpsteak (250 g)	8
Sauerbraten mit Soße (350 g)	8
Saumagen, gefüllt (130 g)	4
Schaschlik (250 g)	10
Schmorfleisch „Siebenbürger Art", mit Soße (300 g)	3,5
Schnitzel, natur (125 g)	4,5

	Nutry
Schnitzel, paniert (150 g)	6,5
Schweinebauch, gekocht (Wellfleisch) (200 g)	17,5
Schweinebauch, paniert, gebraten (200 g)	14,5
Schweinebraten mit Soße (250 g)	5
Schweinefilet, gedünstet (150 g)	3,5
Schweinefilet, geschmort, mit Soße (250 g)	6
Schweinefleisch, gekocht, mit Sauerkraut (250 g)	6
Schweinegulasch (350 g)	8
Schweinekamm, gebraten, mit Soße (250 g)	7
Schweinekotelett, gedünstet, mit Soße (250 g)	5
Schweinekotelett, paniert, gebraten (200 g)	11,5
Schweinelende mit Soße (250 g)	5
Schweineragout (350 g)	6
Schweineroulade (300 g)	8
Schweinesteak (150 g)	4,5
Schweinshaxe, geschmort, mit Soße (300 g)	8
Steak, natur (125 g)	4,5
Studentenschnitzel (Fleischkäse mit Spiegelei) (140 g)	8,5
Szegediner Gulasch (350 g)	5
Tafelspitz mit Meerrettichsoße (400 g)	13,5
Tellersülze (250 g)	2,5
Wildragout mit Soße (250 g)	5
Wildschweinschmorbraten (300 g)	9,5
Zwiebelfleisch mit Soße (400 g)	10

Geflügel

1 Portion/1Stück (150 g)

	Nutry
Ente mit Haut	7,5
Entenbrust ohne Haut	3,5
Fasan	4,5
Gans, mager	5
Gans mit Haut	12
Hähnchenbrustfilet	3
Hähnchenfleisch mit Haut	5,5
Hähnchenschenkel	6
Poularde mit Haut	8
Putenbrust	3
Putenfleisch mit Haut	7,5
Rebhuhn	7
Suppenhuhn mit Haut	9
Taubenfleisch mit Haut	7,5
Wachtel mit Haut	5,5
Wildente	7

Geflügelgerichte

1 Portion/1 Stück, falls nicht anders angegeben

	Nutry
Brathähnchen ,mit Haut, 1/2 St. (350 g)	12,5
Brathähnchen, ohne Haut, 1/2 St. (250 g)	5
Ente, gebraten, mit Soße (300 g)	11
Gänsebraten mit Soße (300 g)	22,5
Gänsekeule, überbacken, mit Soße (300 g)	12,5
Gänseleberpastete mit Trüffeln (200 g)	11,5
Geflügelfrikassee nach alter Art (350 g)	10,5
Geflügelpilaw mit Soße (300 g)	10
Hähnchenbrustfilet, gebraten (150 g)	3
Hähnchenschenkel in Currysoße (300 g)	8,5
Huhn „Marengo" mit Soße (250 g)	9
Huhn, gekocht, mit Rahmsoße (250 g)	8,5
Hühnerragout (350 g)	15
Paprikahuhn mit Soße (250 g)	9

	Nutry
Putenbraten mit Soße (300 g)	14
Putenbrust, gebraten, mit Soße (250 g)	3
Putenragout (350 g)	10,5
Putenschnitzel (150 g)	2

Gemüse und Hülsenfrüchte

	Nutry
Algen	0
Artischocken	0
Aubergine	0
Bleichsellerie	0
Blumenkohl	0
Bohnen, dick (Saubohnen), frisch (60 g)	2
Bohnen, dick (Saubohnen), Konserve (60 g)	0,5
Bohnen, grün, frisch oder Konserve	0
Bohnen, weiß, frisch (60 g)	2,5
Bohnen, weiß, Konserve (60 g)	0,5
Brennnessel	0
Broccoli	0
Chicoree	0
Chinakohl	0
Eisbergsalat	0
Endivien (Escariol)	0
Erbsen, frisch (60 g)	2,5
Erbsen, Konserve (60 g)	0,5
Feldsalat (Rapunzel)	0
Fenchel	0
Grünkohl	0
Gurken (Salatgurke, Gewürzgurke)	0
Kichererbsen, frisch oder Konserve (150 g)	3
Kidney-Bohnen, frisch (60 g)	2,5
Kidney-Bohnen, Konserve (150 g)	1,5
Knoblauch	0
Knollensellerie	0
Kohlgemüse	0
Kohlrabi	0
Kohlrübe	0
Kopfsalat	0
Kräuter	0
Kürbis	0
Linsen, reif, frisch (60 g)	3
Linsen, reif, Konserve (60 g)	0,5
Löwenzahn	0

	Nutry
Mais, Konserve (60 g)	0,5
Maiskolben, 1 St. (100 g)	1
Mangold	0
Maniok/Cassava (200 g)	4,5
Meerrettich	0
Mixed Pickles	0
Mohrrübe	0
Mungobohnen (60 g)	2,5
Okraschote	0
Oliven, grün, 4 St. (20 g)	0,5
Oliven, schwarz, 4 St. (20 g)	1,5
Palmenherz	0
Paprika	0
Pastinake	0
Peperoni	0
Perlzwiebel	0
Pfefferschoten	0
Pilze, frisch oder Konserve (200 g)	0,5
Pilze, getrocknet (25 g)	1
Porree (Lauch)	0
Radicchio	0
Radieschen	0
Rettich	0
Romanosalat	0
Rosenkohl	0
Rotkohl/Blaukraut	0
Rüben	0
Sago (10 g)	0,5
Sauerampfer	0
Sauerkraut	0
Schwarzwurzel	0
Sellerie	0
Sojabohnen, frisch oder Konserve (150 g)	3
Spargel	0
Spinat	0
Sprossen aller Hülsenfrüchte, frisch oder Konserve	0

	Nutry
Stielmus	0
Suppengrün	0
Tomaten (frisch, Konzentrat, getrocknet)	0
Topinambur/Erdartischocke (200 g)	1
Trüffel, frisch oder Konserve (200 g)	1,5
Weißkohl	0
Yamsbohne, frisch (200 g)	1,5
Yamswurzel (150 g)	2,5
Zucchini	0
Zuckererbsen, frisch oder Konserve (150 g)	1
Zuckermais, frisch oder Konserve (150 g)	2
Zwiebeln	0

Gemüsebeilagen und Gemüsegerichte

Je 1 Portion

	Nutry
Artischockenböden, gefüllt (200 g)	9
Artischockenviertel, gedünstet (200 g)	1,5
Auberginen, gefüllt, überbacken (300 g)	8,5
Auberginenscheiben, frittiert oder gebraten (250 g)	3,5
Blumenkohl, gedünstet, mit Béchamelsoße (250 g)	3
Blumenkohl mit Käsesoße (250 g)	2,5
Blumenkohlgratin (250 g)	3,5
Broccoli mit Bechamelsoße (250 g)	3
Broccoli mit gerösteten Mandelblättchen (250 g)	2,5
Broccoligratin (300 g)	3
Broccoli-Reis-Auflauf (300 g)	5,5
Champignonpastete (200 g)	11,5
Champignons, gedünstet (250 g)	2,5
Champignons, gedünstet, in Rahmsoße (250 g)	6
Champignons, gefüllt (250 g)	6
Chicoree, gedünstet (150 g)	1
Chicoree, gedünstet, mit Speck (150 g)	2,5
Chicoree, gedünstet, in Sahnesoße (150 g)	3
Chicoree in Käsesoße (150 g)	2
Dicke Bohnen, gedünstet, in heller Soße (250 g)	3,5

	Nutry
Erbspüree von frischen Erbsen (250 g)	6,5
Erbspüree von Trockenerbsen (250 g)	3,5
Fenchel, gedünstet, in Weißweinsoße (250 g)	2
Fenchelgemüse, gedünstet (200 g)	2,5
Fenchelknollen, gebacken (200 g)	2,5
Fleisch-Gemüse-Pie (200 g)	9
Gemüse, überbacken, mit Käsesoße (350 g)	5,5
Gemüsebratling (200 g)	5
Gemüseburger (200 g)	4
Grüne Bohnen, gedünstet, in Butter geschwenkt (250 g)	3,5
Grüne Bohnen, gedünstet, in heller Soße (250 g)	2
Grüne Bohnen in Tomatensoße (250 g)	2
Grüne Erbsen, gedünstet, in heller Soße (250 g)	3,5
Grünkern-Gemüse-Bratling (200 g)	5
Grünkohl mit westfälischer Mettwurst (350 g)	7
Gurken, gefüllt, mit Soße (250 g)	4
Hülsenfrüchtebratling (200 g)	5,5
Kohlrabi, gedünstet (250 g)	2
Kohlrabi, gedünstet, in heller Soße (250 g)	1,5
Kohlrabi, gefüllt (300 g)	6
Kohlroulade mit Fleischfüllung (300 g)	4,5
Kohlroulade mit Tomaten-Reis-Füllung (300 g)	2,5
Kürbis, gedünstet, in Tomatensoße (250 g)	2,5
Lauch/Porree, gedünstet, in heller Soße (250 g)	2,5
Leipziger Allerlei (250 g)	1,5
Linsengemüse (250 g)	4
Mangold, gedünstet, in heller Soße (100 g)	1,5
Mischgemüse, gedünstet (250 g)	2
Mischgemüse, gedünstet, in Butter geschwenkt (250 g)	3
Mischgemüse, gedünstet, in Rahmsoße (250 g)	3
Möhren, gedünstet, in Butter geschwenkt (250 g)	3
Möhren, gedünstet, in heller Soße (250 g)	2,5
Möhren und Erbsen, gedünstet, in heller Soße (250 g)	2,5
Möhren und Erbsen, gedünstet, in Sahnesoße (250 g)	5,5
Möhrenpüree (250 g)	3
Moussaka (Auflauf mit Auberginen und Hackfleisch) (300 g)	9
Paprikaschoten, gefüllt mit Hackfleisch (300 g)	4

	Nutry
Paprika-Tomaten-Gemüse (250 g)	1
Pilze, gedünstet (200 g)	2
Pilze, gedünstet, mit Speck (200 g)	2,5
Pilze, gedünstet, in Sahnesoße (200 g)	4
Pilzbratling (200 g)	4,5
Pilzragout (250 g)	3,5
Pilzragout, überbacken (250 g)	9
Rahmspinatgemüse (200 g)	3
Ratatouille (200 g)	2
Rosenkohl, gedünstet, in Rahmsoße (250 g)	4,5
Rosenkohl, gedünstet, mit Speck und Zwiebeln (250 g)	3
Rosenkohl, mit Käse überbacken (250 g)	5
Rotkohl, gedünstet, mit Äpfeln (200 g)	2
Sauerkraut (200 g)	2
Schmorgurken (250 g)	2
Schmorgurken, gefüllt (250 g)	3
Sellerie, gedünstet, in heller Soße (250 g)	2
Sellerie, gedünstet, in Rahmsoße (250 g)	2,5
Selleriepüree (250 g)	3
Spargel, gedünstet (250 g)	1
Spargel, gedünstet, mit Sauce Hollandaise (250 g)	7,5
Spargelauflauf (300 g)	10,5
Spinat, gedünstet, in heller Soße (200 g)	1
Spinat-Souflee (200 g)	7
Tomaten, gedünstet, in Sahnesoße (250 g)	2,5
Tomaten, gefüllt mit Hackfleisch (250 g)	6,5
Tomaten, gefüllt mit Käse-Kräuter-Mischung (250 g)	4
Tomaten, gefüllt mit Oliven und Schafskäse, überbacken (250 g)	6,5
Weinkraut/Jägerkohl (250 g)	2
Weiße Bohnen in Tomatensoße (250 g)	2,5
Weißkohl mit Hackfleisch (300 g)	6
Zucchini, gedünstet (200 g)	1,5
Zucchinischeiben, paniert und gebraten (200 g)	5
Zuckererbsen, gedünstet, in Butter geschwenkt (250 g)	4,5
Zwiebeln, gedünstet, mit Speck (50 g)	0,5
Zwiebeln, geröstet (50 g)	1

Getränke, alkoholfrei

1 Glas (200 ml), falls nicht anders angegeben

	Nutry
Apfelnektar	2,5
Apfelsaft	1,5
Apfelsaftschorle (1/3 Saft, 2/3 Wasser)	0,5
Bier, alkoholfrei	
- 1 Glas (200 ml)	1
- 1 kl. Flasche (330 ml)	1,5
- 1 Flasche (500 ml)	2,5
Bitter Lemon	1
Brausen	1,5
Brottrunk	1
Cappuccino mit Milch, 1 Tasse (150 ml)	1
Cappuccino mit Sahne, 1 Tasse (150 ml)	1,5
Cola Mix	2
Colagetränke	2,5
Colagetränke, kalorienarm (Light-Getränke)	0
Diätlimonaden (Light-Getränke)	0
Eistee	1
Energy-Drinks	1,5
Fruchtnektar mit Süßstoff	1
Fruchtnektar mit Zucker (außer Traubennektar)	2,5
Fruchtsaft (außer Traubensaft)	1,5
Gemüsesaft	0
Ginger Ale	1
Grapefruitnektar	2,5
Grapefruitsaft	1,5
Kaffee	0
- mit Milch, 1 Tasse (150 ml)	0
- mit Milch, 3 Tassen (450 ml)	0,5
- mit Milch und Zucker, 1 Tasse (150 ml)	0,5
- mit Zucker, 1 Tasse (150 ml)	0,5
Kakao/Schokolade	5
Kakao-Getränkepulver, 2 TL geh. (8 g)	0,5
Limonaden	1,5
Malzbier	2
Malzkaffee	0

	Nutry
Malztrunk (Malzbier mit Zucker)	2,5
Milchkaffee, 1 Tasse (300 ml)	2
Möhrensaft	0
Orangennektar	2,5
Orangensaft	1,5
Ovomaltine Instantpulver, 2 TL geh. (8 g)	0,5
Tea & Fruit	1
Tee, alle Sorten	0
- mit Milch und Zucker, 1 Tasse (150 ml)	0,5
- mit Zucker, 1 Tasse (150 ml)	0,5
Tomatensaft	0
Tonic Water	1
Traubennektar	3
Traubensaft	2
Wasser, alle Sorten	0
Zichorienkaffee	0

Getränke, alkoholisch

1 Glas (200 ml), falls nicht anders angegeben

	Nutry
Altbier	1,5
Altbierbowle	3
Amaretto, 1 Schnapsglas (20 ml)	1,5
Ananas-Bowle	4
Apfelwein	2,5
Berliner Weiße mit Schuss	2
Bier, alle Sorten außer Export- und Bockbier	
- 1 Glas (200 ml)	1,5
- 1 kl. Flasche (330 ml)	3
- 1 Flasche (500 ml)	4
Bier, alkoholarm (max. 1,5 % Alkohol)	
- 1 Glas (200 ml)	2
- 1 kl. Flasche (330 ml)	3,5
- 1 Flasche (500 ml)	5,5
Bier mit Limonade (Alsterwasser/Radler)	
- 1 Glas (200 ml)	1,5

	Nutry
Bier mit Limonade (Alsterwasser/Radler)	
- 1 kl. Flasche (330 ml)	2,5
- 1 Flasche (500 ml)	3,5
Bockbier/Starkbier	2,5
Bowle/Punsch	4
Brandy, 1 Schnapsglas (20 ml)	1
Calvados, 1 Schnapsglas (20 ml)	1,5
Champagner, 1 Sektglas (100 ml)	1,5
Cocktails	5,5
Cognac, 1 Schnapsglas (20 ml)	1
Curacao, 1 Schnapsglas (20 ml)	1,5
Diabetiker-Bier, Pils	1,5
Doppelbock	2,5
Eierlikör, 1 Schnapsglas (20 ml)	1
Eisbock	3,5
Eiswein Beerenauslese (lieblich)	4
Erdbeer-Bowle	3
Exportbier	2
Gin, 1 Schnapsglas (20 ml)	1
Gin Tonic	3,5
Glühwein	4
Grand Marnier, 1 Schnapsglas (20 ml)	1,5
Kalte Ente	4
Kölsch	2
Liköre, 1 Schnapsglas (20 ml)	1
Likörweine, trocken, 1 kl. Glas (50 ml)	1,5
Madeirawein, 1 kl. Glas (50 ml)	1,5
Most/Federweißer	1,5
Obstwein	2,5
Portwein, 1 kl. Glas (50 ml)	1,5
Rotwein, leicht oder mittelschwer	2,5
Rotwein, schwer	3
Rotwein-Punsch	6
Rum, 1 Schnapsglas (20 ml)	1
Sangria	4
Schillerwein/Rotling	3
Schnaps, alle Sorten, 1 Schnapsglas (20 ml)	1

	Nutry
Sekt/Schwaumwein/Perlwein, 1 Sektglas (100 ml)	1,5
Sherry, 1 kl. Glas (50 ml)	1,5
Spirituosenhaltige Getränke	3,5
Stout/Porter	2
Süßwein, 1 kl. Glas (50 ml)	1,5
Tokayer, 1 kl. Glas (50 ml)	1,5
Weinbrand, 1 Schnapsglas (20 ml)	1
Weinschorle	1,5
Weißherbst (Qualitätswein rosé)	3,5
Weißwein, lieblich	4
Weißwein, trocken oder halbtrocken	3
Weizenbier (Weißbier)	1,5
Weizenbier (Weißbier), 1 gr. Glas (500 ml)	4,5
Wermutwein, 1 kl. Glas (50 ml)	1,5
Whisky, 1 Schnapsglas (20 ml)	1
Wodka, 1 Schnapsglas (20 ml)	1

Getreide und Getreideprodukte, Frühstückszerealien

	Nutry
Bulgur, 2 EL (30 g)	1,5
Cornflakes, 5 EL (20 g)	1,5
Frischkornbrei, 1 Tasse (125 g)	1
Früchte-Müsli, 3 EL (45 g)	2,5
Getreideflocken, 1 EL (10 g)	0,5
Getreideflocken mit Milch und frischen Früchten, 1 Portion (150 g)	3
Getreidekeime, alle Arten, 2 EL (10 g)	0,5
Getreidekörner, alle Arten	
- gegart, 2 EL (45 g)	0,5
- trocken, 2 EL (30 g)	1,5
Graupen, 1 EL (10 g)	0,5
Grieß, trocken, 1 EL (10 g)	0,5
Grünkern, 2 EL (30 g)	1,5
Grütze aller Getreidearten	
- trocken (40 g)	2,5
- gegart (80 g)	1
Haferflocken, trocken, 1 EL (10 g)	0,5
Haferflockenbrei, 1 Becher (150 g)	5
Hirse, 1 EL (15 g)	1
Hirse, gegart (30 g)	0,5
Mais, trocken, 2 EL (30 g)	1,5
Maismehl/Maisstärke, 1 EL (10 g)	0,5
Mehl, alle Sorten, Typ < 650,	
- 1 EL (10 g)	0,5
- 10 EL (100 g)	5,5
Müsli, trocken, 2 EL (30 g)	1,5
Müsli-Riegel, 1 St. (25 g)	2
Paniermehl/Semmelbrösel, 1 EL geh. (10 g)	0,5
Puffmais/Popcorn	
- 1 kl. Tüte (50 g)	3
- 3 Hände voll (10 g)	0,5
Schoko-Müsli, 3 EL (45 g)	3
Schrot aller Getreidearten, 1 EL (10 g)	0,5
Stärkemehl/Speisestärke, 1 EL (10 g)	0,5

	Nutry
Vollkornmehl	
- 1 EL (10 g)	0,5
- 10 EL (100 g)	5
Weizenkeime, 2 EL (10 g)	0,5
Weizenkleie	
- 1 EL (4 g)	0
- 5 EL (20 g)	0,5

Getreide- und Mehlspeisen

Je 1 Portion/1 Stück, falls nicht anders angegeben

	Nutry
Blätterteigtaschen „griechisch" (250 g)	8,5
Böhmische Knödel (100 g)	2,5
Butternockerln (150 g)	5
Cous-Cous (100 g)	4
Fränkische Klöße (Mehlklöße) (100 g)	3,5
Frühlingsrolle (150 g)	6,5
Germknödel (200 g)	9,5
Getreidebratling/Getreidemedallion (200 g)	4
Grießauflauf (250 g)	5,5
Grießbrei, 1 Becher (150 g)	3
Grießklöße (100 g)	3
Grießnockerln (150 g)	1,5
Grünkern-Gemüse-Bratling (200 g)	5
Haferflockenbrei, 1 Becher (150 g)	5
Hefeklöße im Backofen (100 g)	5
Käsenockerln (150 g)	7,5
Kirschknödel (100 g)	3,5
Mehlklöße (100 g)	2,5
Mehlnocken (150 g)	5
Pfannkuchen (250 g)	11
Pfannkuchenrolle, gefüllt mit Mischgemüse (250 g)	6
Polenta (gebackener Maisbrei) (100 g)	4
Semmelknödel (100 g)	3,5
Serviettenkloß (100 g)	4
Speckpfannkuchen (250 g)	11,5

	Nutry
Specktorte „lothringisch" (250 g)	16
Spinatnocken (150 g)	3,5
Tiroler Knödel (100 g)	3,5
Zwetschgenknödel (100 g)	2,5
Zwetschgenknödel mit Zucker und Zimt (100 g)	3,5
Zwiebelkuchen (250 g)	10,5

Kartoffeln und Kartoffelprodukte

	Nutry
Bratkartoffeln, 1 Portion (250 g)	5,5
Brühkartoffeln, 1 Portion (250 g)	2
Gnocci, 1 Portion (125 g)	4,5
Kartoffel, 1 St., groß (100 g)	1
Kartoffelbratlinge (250 g)	4,5
Kartoffelbrei, 1 Portion (150 g)	2
Kartoffelkroketten , 3 St. (100 g)	3
Kartoffelpolenta (200 g)	4
Kartoffelpulver, 2 EL (20 g)	1,5
Kartoffelstärke/Kartoffelmehl, 2 EL (20 g)	1,5
Klöße/Knödel, 1 St. (100 g)	1,5
Pommes frites, 1 Portion (150 g)	6,5
Reibekuchen/Kartoffelpuffer, 1 St. (100 g)	3
Salzkartoffeln, 1 Portion (250 g)	2,5
Schupfnudeln, 1 Portion (200 g)	4
Schweizer Rösti, 1 Portion (250 g)	6
Süßkartoffel (Batate), 2 St. (100 g)	4

Kartoffelgerichte

Je 1 Portion

	Nutry
Bäckerinkartoffeln (250 g)	3
Bauernfrühstück (350 g)	6
Béchamelkartoffeln (250 g)	3,5
Bratkartoffeln mit Speck und Zwiebeln (350 g)	6,5
Folienkartoffel mit Kräuterquark	4
Himmel und Erde (Äpfel und Kartoffeln) (350 g)	4
Himmel und Erde mit Blutwurst (350 g)	12
Kartoffelauflauf (350 g)	5,5
Kartoffel-Gemüse-Kuchen (200 g)	4
Kartoffelgratin (350 g)	7
Kartoffelgulasch (250 g)	2,5
Kartoffel-Käse-Gratin mit Tomaten (350 g)	10
Kartoffel-Kohlrabi-Gratin (350 g)	6,5
Kartoffelküchlein mit Käse (200 g)	4

	Nutry
Kartoffel-Lauch-Auflauf (350 g)	6
Kartoffeln in heller Soße (250 g)	3,5
Kartoffelomelette (550 g)	9
Kartoffel-Spinat-Auflauf (350 g)	6
Kräuter-Sahne-Kartoffeln (250 g)	8
Labskaus (350 g)	7,5
Petersilienkartoffeln (250 g)	2,5
Schinkenkartoffeln (250 g)	4,5
Speckkartoffeln (250 g)	3,5

Käse

1 Scheibe bzw. 1 kleine Ecke (je 30 g), falls nicht anders angegeben

	Nutry
Appenzeller, 50 % Fett i. Tr.	2,5
Bavaria Blu	
- < 60 % Fett i. Tr.	2,5
- 65–85 % Fetti.Tr.	3
Bergkäse	
- 45 % Fett i. Tr.	2,5
- 50 % Fett i. Tr.	3
Blauschimmel, 50 % Fett i. Tr.	2,5
Brie	
- 40 % Fett i. Tr.	1,5
- 45 % Fett i. Tr.	2
- 50–60 % Fett i. Tr.	2,5
- 70 % Fett i.Tr.	3
Butterkäse	
- 30 % Fett i. Tr.	1,5
- 45–50 % Fett i. Tr.	2
- > 60 % Fett i. Tr.	2,5
Camembert	
- 20 % Fett i. Tr.	1
- 30 % Fett i. Tr.	1,5
- 40–50 % Fett i. Tr.	2
- 60 % Fett i. Tr.	2,5
- 70 % Fett i.Tr.	3
Cheddar, 50 % Fett i. Tr.	3
Chester	
- 20 % Fett i. Tr.	1,5
- 30 % Fett i. Tr.	2
- 45–50 % Fett i. Tr.	2,5
Dambo, 45 % Fett i. Tr.	2
Edamer	
- 30 % Fett i. Tr.	1,5
- 40 % Fett i. Tr.	2
- 45–50 % Fett i. Tr.	2,5

	Nutry
Edelpilzkäse	
- 45 % Fett i. Tr.	2
- 50 % Fett i. Tr.	2,5
- > 60 % Fett i. Tr.	3
Emmentaler, 45 % Fett i. Tr.	2,5
Esrom, 45 % Fett i. Tr.	2
Feta	1,5
Frischkäse pur/mit Kräutern	
- bis 10 % Fett i. Tr.	0,5
- 30 % Fett i. Tr.	1
- 50 % Fett i. Tr.	1,5
- 70 % Fett i.Tr	2
Gorgonzola	2,5
Gouda	
- 30 % Fett i. Tr.	1,5
- 40 % Fett i. Tr.	2
- 45-50 % Fett i. Tr.	2,5
- > 60 % Fett i. Tr.	3
Greyerzer, 50 % Fett i. Tr.	3
Havarti, 45 % Fett i. Tr.	2
Hüttenkäse, 1 EL, bis 20 % Fett i. Tr	0,5
Jarlsberg, 45 % Fett i. Tr.	2,5
Jerome, 45 % Fett i. Tr.	2
Kochkäse, 2 EL	
- bis 10 % Fett i. Tr	0,5
- 20-30 % Fett i. Tr	1
- 40–50 % Fett i. Tr	1,5
Leidener Käse, 20 % Fett i. Tr.	2
Limburger	
- 20 % Fett i. Tr.	1
- 30 % Fett i. Tr.	1,5
- 40–50 % Fett i. Tr.	2
- > 60 % Fett i. Tr.	2,5

	Nutry
Molkenkäse	
- bis 10 % Fett i. Tr	2
- 20 % Fett i. Tr.	2,5
- 30 % Fett i. Tr.	3
Mozzarella	1,5
Münster	
- 30 % Fett i. Tr.	1,5
- 45–50 % Fett i. Tr.	2
Parmesan	
- 30 % Fett i. Tr.	2,5
- 40–45 % Fett i. Tr.	3
Provolone, 45–50 % Fett i. Tr.	2,5
Raquelette, 50 % Fett i. Tr.	2,5
Ricotta, 45 % Fett i. Tr.	1
Romadur	
- 20 % Fett i. Tr.	1
- 30 % Fett i. Tr.	1,5
- 40–50 % Fett i. Tr.	2
- > 60 % Fett i. Tr.	2,5
Roquefort	2,5
Sauermilchkäse (z. B. Harzer, Mainzer), < 10 % Fett i. Tr., 1/2 Rolle (50 g)	1,5
Schafskäse	1,5
Scheiblette	2
Schichtkäse	
- bis 30 % Fett i. Tr.	0,5
- 40–45 % Fett i. Tr.	1
- 50 % Fett i. Tr.	1,5
- > 60 % Fett i. Tr.	2
Schmelzkäse, schnittfest oder streichfähig, 1 Scheibe/1 kl. Ecke/2 EL	2
- mit Nüssen	2,5
- 10 % Fett i. Tr.	1
- 20 % Fett i. Tr.	1,5
- 45 % Fett i. Tr.	2
- > 60 % Fett i. Tr.	2,5

	Nutry
Schnittkäse	
- 30 % Fett i. Tr.	1,5
- 40 % Fett i. Tr.	2
- 45–50 % Fett i. Tr.	2,5
Tilsiter	
- < 10 % Fett i. Tr	1
- 20 % Fett i. Tr.	1,5
- 30 % Fett i. Tr.	2
- 40 % Fett i. Tr.	2
- 45–50 % Fett i. Tr.	2,5
- > 60 % Fett i. Tr.	3
Weichkäse	
- 20 % Fett i. Tr.	1
- 30 % Fett i. Tr.	1,5
- 40–50 % Fett i. Tr.	2
- 60 % Fett i. Tr.	2,5
- 70 % Fett i.Tr.	3

Käsespeisen

1 Portion

	Nutry
Käsefondue (270 g)	15,5
Käsescheiben, paniert und gebraten (110 g)	8
Käse im Blätterteig (150 g)	11,5
Camembert ,gebacken (140 g)	8,5
Käsesoufflee (140 g)	9,5
Käseauflauf (230 g)	10
Käse-Weißbrot-Auflauf (220 g)	7,5

Knabbereien

	Nutry
Bananenchips (20 g)	1
Erdnüsse, geröstet, 1 EL (10 g)	1,0
Erdnussflips, 16 St., 1 Hand voll (8 g)	1,0
Kartoffelchips, 12 St., 1 Hand voll (12 g)	1,5
Salzbrezeln, 7 St. (15 g)	1,0
Salzstangen, 15 St. (15 g)	1,0
Kräcker, 1 St. (5–10 g)	0,5
Reiswaffel (Puffreis), 1 St. (8 g)	0,5
Studentenfutter, 1 EL (10 g)	1,0
Tortillachips, 10 St. (15 g)	1,5
Brotchips, 1 St. (5 g)	0,5
Knusperstangen, 1 St. (7 g)	0,5
Puffmais (Popcorn), 1 kl. Tüte (50 g)	3,0
Puffmais (Popcorn), 3 Hände voll (10 g)	0,5

Kuchen, Gebäck, Torten

Je 1 Stück, falls nicht anders angegeben

	Nutry
Amerikaner aus Rührmasse (85 g)	5
Apfelkuchen	
- aus Hefeteig (150 g)	3,5
- aus Rührmasse (150 g)	6,5
- gedeckt, aus Mürbeteig (150 g)	6,5
Apfelstrudel (150 g)	4
Aprikosen-Krapfen (50 g)	1
Baisertorte (120 g)	8
Baumkuchen (70 g)	6,5
Berliner (Pfannkuchen) (60 g)	4
Bienenstich aus Hefeteig (100 g)	6
Biskuitrolle mit Sahnefüllung (100 g)	5,5
Biskuit-Sahne-Torte (120 g)	9
Biskuitschnitte (100 g)	8,5
Buchteln aus Hefeteig (90 g)	6,5
Buttercremetorte aus Biskuitmasse (120 g)	8,5
Butterhörnchen aus Hefeteig (50 g)	3
Butterkuchen aus Hefeteig (100 g)	7,5
Cremeschnitte aus Rührmasse (50 g)	4
Croissant (70 g)	7,5
Diabetikergebäck (20 g)	1,5
Donauwelle (70 g)	4,5
Donut (60 g)	5
Doppelkeks (25 g)	2,5
Dresdner Stollen aus Hefeteig (70 g)	6
Eberswalder Spritzkuchen (100 g)	5
Erdbeer-Sahne-Torte (120 g)	5
Frankfurter Kranz (70 g)	5,5
Früchtebrot aus Rührmasse (70 g)	4,5
Gewürzkuchen (70 g)	5
Hefezopf (100 g)	5,5
Heidesand aus Rührmasse (70 g)	7
Honigkuchen (70 g)	4
Hörnchen aus Hefeteig (70 g)	4
Husarenkrapfen aus Mürbeteig (50 g)	5,5

	Nutry
Käsekuchen (100 g)	6
Käsesahnetorte (120 g)	5
Kekse aller Art (5 g)	0,5
Kirschstrudel (150 g)	6
Kirschtorte aus Mürbeteig (120 g)	7,5
Lebkuchen (40 g)	3
Linzertorte (120 g)	10
Löffelbiskuits, 3 St. (12 g)	1
Makronen (10 g)	1
Mandeltorte (Mazarin-Torte) aus Mürbeteig (120 g)	11,5
Marmorkuchen	6,5
Marzipan-Plundergebäck (70 g)	5,5
Marzipanstollen aus Hefeteig (70 g)	5,5
Muffin (60 g)	3
Napfkuchen (Gugelhupf) (70 g)	5
Nussecke (70 g)	8
Nusskuchen (70 g)	6,5
Obstkuchen	
- aus Hefeteig (150 g)	5
- aus Mürbeteig (150 g)	6,5
- aus Quark-Öl-Teig (150 g)	9
- aus Rührmasse (150 g)	6,5
Obstpie aus Mürbeteig (150 g)	13
Obst-Tortelett (100 g)	4
Pfeffernüsse (5 g)	0,5
Plätzchen aller Art (5 g)	0,5
Plundergebäck/Plunderteilchen (70 g)	5
Printen (20 g)	2
Prinzregententorte (120 g)	10
Quarkstollen aus Rührmasse (70 g)	5
Quarkstrudel (150 g)	7
Quark-Tasche (80 g)	4,5
Rahmkuchen (70 g)	4,5
Rehrücken (70 g)	6
Rhabarber-Baiser-Torte aus Rührmasse (120 g)	4,5
Rheinische Mutzen, ausgebacken (50 g)	2,5
Rosinenkuchen aus Rührmasse (70 g)	4

	Nutry
Russisch-Brot, 5 St. (10 g)	1
Sachertorte (120 g)	8,5
Sahnetorte (120 g)	9
Sandkuchen (70 g)	6,5
Schokoladenkuchen aus Rührmasse (70 g)	5
Schwarzwälder Kirschtorte (120 g)	6,5
Schweinsohren aus Blätterteig (70 g)	7,5
Streuselkuchen aus Hefeteig (100 g)	7,5
Stückchen/Teilchen (100 g)	6
Tortenboden aus Mürbeteig (120 g)	13
Waffel (50 g)	6
Windbeutel mit Sahne und Kirschen gefüllt (100 g)	7
Zedernbrot (50 g)	4
Zuckerkuchen aus Hefeteig (100 g)	7,5
Zwetschgenkuchen	
- aus Hefeteig (100 g)	3
- aus Mürbeteig (100 g)	4

Milch und Milchprodukte

	Nutry
Buttermilch	
- mit Früchten, 1 Glas (200 ml)	2,5
- mit Kakao, 1 Glas (200 ml)	4
- pur, 1 Glas (200 ml)	1,5
Buttermilchpulver, 1 EL (10 g)	1
Crème Faîche/Schmand, 1 EL (15 g)	
- 20 % Fett	0,5
- 30 % Fett	1
- 40 % Fett	1,5
Dickmilch (Sauermilch) pur, 1 Glas (200 ml)	
- entrahmt, 0,3 % Fett	1,5
- teilentrahmt, 1,5 % Fett	2
- vollfett, 3,5–3,8 % Fett	2
- 10 % Fett	5,5
Dickmilch (Sauermilch) mit Früchten, 1 Glas (200 ml)	
- entrahmt, 0,3 % Fett	2,5
- teilentrahmt, 1,5 % Fett	3
- vollfett, 3,5–3,8 % Fett	3,5
- 10 % Fett	6
Dickmilch mit Müsli, 1 Glas (200 ml)	4,5
Fruchtjoghurt, 1 Becher (150 g)	
- entrahmt, 0,3 % Fett	2
- teilentrahmt, 1,5 % Fett	2
- vollfett, 3,5–3,8 % Fett	2,5
- Sahnejoghurt/Rahmjoghurt, 10 % Fett	4,5
- mit Süßstoff, 1 Becher (150 g)	2
Joghurt pur, 1 Becher (150 g)	
- entrahmt, 0,3 % Fett	1
- teilentrahmt, 1,5 % Fett	1,5
- vollfett, 3,5–3,8 % Fett	2
- Sahnejoghurt/Rahmjoghurt, 10 % Fett	4
Kaffeesahne, 10 % Fett, 2 TL/kl. Dose (10 g)	0,5
Kaffeeweißer, 1 TL (5 g)	0,5
Kakao, 1 Glas (200 ml)	
- aus entrahmter Milch, 0,3 % Fett	4
- aus fettarmer Milch, 1,5 % Fett	4,5

	Nutry
Kakao, 1 Glas (200 ml)	
- aus vollfetter Milch, 3,5–3,8 % Fett	5
Kefir, pur, 1 Glas (200 ml)	
- entrahmt, 0,3 % Fett	1,5
- teilentrahmt, 1,5 % Fett	2
- vollfett, 3,5–3,8 % Fett	3
- 10 % Fett	5,5
Kefir mit Früchten, 1 Glas (200 ml)	
- entrahmt, 0,3 % Fett	2,5
- teilentrahmt, 1,5 % Fett	3
- vollfett, 3,5–3,8 % Fett	3,5
- 10 % Fett	6
Kefir mit Müsli, 1 Glas (200 ml)	4
Kondensmilch, 3 TL (15 g)	
- 4–10 % Fett	0,5
- bis 15 % Fett	1
- gezuckert, alle Fettstufen	1
Milchpulver, 1 EL (10 g)	
- entrahmt	0,5
- teilentrahmt	1
- vollfett	1
Milch (Kuhmilch), 1 Glas (200 ml)	
- entrahmt, 0,3 % Fett	1,5
- teilentrahmt, 1,5 % Fett	2
- vollfett, 3,5–3,8 % Fett	3
Milch mit Fruchtzubereitung, 1 Glas (200 ml)	4
Molke, 1 Glas (200 ml)	
- pur	1
- mit Früchten, 1 Glas (200 ml)	2
Molkenpulver, 1 EL (10 g)	0,5
Quark pur/mit Früchten/mit Kräutern, 1 EL geh. (30 g)	
- bis 20 % Fett	0,5
- bis 50 % Fett	1
- bis 70 % Fett	1,5
Fruchtquark mit Süßstoff, 2 EL geh. (60 g)	0,5

	Nutry
Sahne, flüssig, 1 EL (15 ml)/geschlagen, 1 EL (15 g)	
- 10 % Fett	0,5
Sahne, flüssig, 1 EL (15 ml)/geschlagen, 1 EL (15 g)	
- 30 % Fett	1
- 40 % Fett	1,5
Sahnepulver, 1 EL (10 g)	1,5
Saure Sahne, 1 EL (15 g)	
- bis 20 % Fett	0,5
- 30 % Fett	1
- 40 % Fett	1,5
Schafsmilch, 1 Glas (200 ml)	4,5
Schmand, 1 EL (15 g)	
- 20 % Fett	0,5
- 30 % Fett	1
- 40 % Fett	1,5
Ziegenmilch, 1 Glas (200 ml)	3

Nudeln

	Nutry
Cannelloni, 1 St. (10 g)	0,5
Maultaschen, verzehrfertig, 1 St. (50 g)	1,5
Nudeln, trocken (50 g)	3
Nudeln, gekocht (125 g)	3
Nudeln bunt, mit Spinat/Tomaten, trocken (50 g)	2,5
Nudeln bunt, mit Spinat/Tomaten, gekocht (125 g)	2,5
Spätzle, trocken (50 g)	1,5
Spätzle, gekocht (125 g)	3
Tortellini, trocken (50 g)	2
Tortellini, gekocht (125 g)	2
Vollkornnudeln, trocken (50 g)	2,5
Vollkornnudeln, gekocht (125 g)	2,5

Nudelgerichte

1 Portion (250 g), falls nicht anders angegeben

	Nutry
Bandnudeln mit Schinkenwürfeln	7,5
Cannelloni al gratin (überbacken, mit Fleischfüllung)	7,5
Grüne Nudeln mit Gorgonzolasoße	7
Käsespätzle	8,5
Lasagne al forno (Nudeln mit Fleischsoße, überbacken)	8
Lasagnette mit Spinat	7,5
Makkaroni mit Tomatensoße	6,5
Makkaroni mit vier Käsesorten	9,5
Maultaschen, in Butter geröstet, 1 St. (50 g)	2
Nudelauflauf (Makkaroni mit Schinken, überbacken)	7,5
Nudelauflauf mit Käse	10
Nudelpfanne mit Wurst und Eiern	10
Ravioli in Tomatensauce	4,5
Spaghetti alla carbonara	10,5
Spaghetti Bolognese	6,5
Spaghetti mit Tomatensoße „neapolitanische Art"	5,5
Tagliatelle mit Hühnchen	9,5
Tagliatelle mit Pilzsoße	6
Tagliatelle mit Schinken	9

Nüsse und Ölsamen

	Nutry
Cashewnüsse, 10 St. (10 g)	1,5
Edelkastanie (Marone), 2 St. (20 g)	0,5
Erdnüsse, 1 EL (10 g)	1
Haselnüsse, 10 St. (10 g)	1,5
Haselnussmus, 1 EL (12 g)	1,5
Kokosmilch (100 g)	0,5
Kokosnuss, 1 St. (50 g)	3,5
Kokosraspeln, 1 EL geh. (15 g)	2
Kürbiskerne, 1 EL (10 g)	1
Leinsamen, 1 TL (5 g)	0,5
Macadamianüsse, 2 St. (6 g)	1
Mandelmus, 1 EL (12 g)	1,5
Mandeln, süß, 4 St. (6 g)	0,5
Mohn, 1 TL (5 g)	0,5
Nüsse, gerieben, 1 EL (10 g)	1
Paranüsse, 2 St. (8 g)	1
Pekanüsse, 8 St. (10 g)	1,5
Pinienkerne, 1 EL (7 g)	1
Pistazien, 10 St. (10 g)	1
Sesam, 1 TL (5 g)	0,5
Sonnenblumenkerne, 1 EL (10 g)	2
Walnüsse, 5 Hälften (10 g)	1,5

Obst

	Nutry
Ananas	0
Ananas, Konserve, abgetropft (125 g)	2
Apfel	0
Apfel, getrocknet (25 g)	1
Apfel, Konserve, abgetropft (125 g)	1,5
Apfelsine	0
Aprikose/Marille	0
Aprikose, getrocknet, 5 Hälften (25 g)	1
Aprikose, Konserve, abgetropft (125 g)	1,5
Avocado, 0,5 St. (125 g)	5,5
Banane, 1 St. (100 g)	1
Banane, getrocknet (25 g)	1
Birne	0
Birne, Konserve, abgetropft (125 g)	1,5
Brombeere	0
Cherimoya	0
Clementine	0
Clementine, Konserve, abgetropft (125 g)	1,5
Datteln, frisch, 2 St. (15 g)	0,5
Datteln, getrocknet, 3 St. (25 g)	1
Erdbeere	0
Erdbeere, Konserve, abgetropft (125 g)	1,5
Feige, 1 St. (50 g)	0,5
Feige, getrocknet, 1 St. (20 g)	1
Granatapfel, 1 St. (125 g)	1
Grapefruit	0
Guave	0
Hagebutte (125 g)	2
Heidelbeere	0
Heidelbeere, Konserve, abgetropft (125 g)	1,5
Himbeere	0
Himbeere, Konserve, abgetropft (125 g)	1,5
Holunderbeere	0
Johannisbeeren	0
Johannisbeeren, Konserve, abgetropft (125 g)	1,5
Kaki/Sharonfrucht (125 g)	1

	Nutry
Kaktusbirne	0
Kaktusbirne, Konserve, abgetropft (125 g)	1,5
Kapstachelbeere/Physalis, 1 Hand voll (50 g)	0,5
Kapstachelbeere, Konserve, abgetropft (125 g)	2,5
Kirschen, 10 St. (50 g)	0,5
Kirschen, Konserve, abgetropft (125 g)	2
Kiwi	0
Kiwi, Konserve, abgetropft (125 g)	2
Kumquat	0
Kumquat, Konserve, abgetropft (125 g)	2
Limette	0
Litchi, 3 St. (60 g)	0,5
Litchi, Konserve, abgetropft (125 g)	2
Mandarine/Clementine	0
Mandarine, Konserve, abgetropft (125 g)	1,5
Mango, 1/2 St. (125 g)	1
Mango, Konserve, abgetropft (125 g)	2
Maracuja/Passionsfrucht, 1 St. (40 g)	0,5
Maracuja, Konserve, abgetropft (125 g)	2
Maulbeere	0
Melone, alle Sorten	0
Mirabelle, 5 St. (50 g)	0,5
Mirabelle, Konserve, abgetropft (125 g)	2
Mispel	0
Moosbeere	0
Nektarine	0
Nektarine, Konserve, abgetropft (125 g)	1,5
Orange	0
Orange, Konserve, abgetropft (125 g)	1,5
Pampelmuse	0
Papaya	0
Papaya, Konserve, abgetropft (125 g)	1
Pfirsich	0
Pfirsich, Konserve, abgetropft (125 g)	1,5
Pflaumen, 1 St. (35 g)	0,5
Pflaumen, Konserve, abgetropft (125 g)	1,5
Physalis, 1 Hand voll (50 g)	0,5

	Nutry
Preiselbeere/Kronsbeere	0
Preiselbeere, Konserve, abgetropft (125 g)	1,5
Quitte	0
Quitte, getrocknet (25 g)	1
Quitte, Konserve, abgetropft (125 g)	1,5
Reineclaude, 2 St. (50 g)	0,5
Rhabarber	0
Rosinen, 1 EL (20 g)	1
Stachelbeere	0
Stachelbeere, Konserve, abgetropft (125 g)	1,5
Sultaninen, 1 EL (20 g)	1
Tamarillo (125 g)	1
Weintrauben, 1 Hand voll (100 g)	1
Zitrone	0
Zwetschge, 5 St. (125 g)	1
Zwetschge, getrocknet, 1 St. (20 g)	1
Zwetschge, Konserve, abgetropft (125 g)	1,5

Pizza

1 mittlere runde Pizza (ca. 350 g)

	Nutry
Pizza	16
Pizza al formaggio (mit Käse)	20,5
Pizza al funghi (mit Pilzen)	14
Pizza frutti di mare (mit Muscheln)	11
Pizza margherita (mit Tomaten, Mozzarella, Basilikum)	16
Pizza napolitana	17,5
Pizza quattro stagioni (mit Schinken, Pilzen, Artischocken)	13,5
Pizza salami	19
Pizza siciliana (mit Anchovis, Oliven)	12,5
Pizza tonno (mit Thunfisch, Sardellen, Oliven)	14
Vegetarische Pizza	10,5
Vollkornpizza (mit Tomaten, Zwiebeln, Oliven)	10,5

Reis und Reisprodukte

	Nutry
Reis	
- geschält, gekocht, 2 EL geh. (60 g)	1,5
- geschält, trocken, 2 EL (30 g)	2
- ungeschält/Naturreis, gekocht, 2 EL geh. (60 g)	1
- ungeschält/Naturreis, trocken, 2 EL (30 g)	2
Reiscrispies, 1 Hand voll (15 g)	1
Reiswaffel (Puffreis), 1 St. (8 g)	0,5

Reisbeilagen und Reisgerichte

1 Portion (ca. 250 g), falls nicht anders angegeben

	Nutry
Milchreis, zubereitet, 1 Becher (150 g)	4
Milchreis mit Sahne und Sauerkirschen (Kaiserreis), 1 Becher (150 g)	5
Reis, gekocht	5,5
Butterreis	6
Risotto, gedünstet	5,5
Risotto mit Butter und Parmesankäse	10,5
Gemüserisotto	4,5
Schinkenrisotto	5,5
Reiskroketten	9,5
Reisauflauf mit Erbsen, Karotten und Pilzen	4
Reisauflauf mit Käse und Schinken	11
Reisauflauf, süß	9
Reistorte	8
Pilzreis	3,5
Gemüsereis	4
Curryreis	6
Risi-Pisi (Erbsenreis)	4
Risi-Pisi mit Shrimps	5,5
Reis mit Erbsen und Möhren (bunter Reis)	3,5
Käsepilaw (Reis mit Zwiebeln und Käse)	8,5
Pilaw (Reis mit Zwiebeln und Butter)	12,5
Paella	9
Nasi Goreng	7,5

Salate

	Nutry
Budapester Salat, 1 Schale (120 g)	2
Chinakohlsalat mit Walnüssen, 1 Schale (150 g)	3
Eiersalat mit Käse und Wurst, 3 EL (90 g)	4
Eiersalat mit Tomaten, 3 EL (90 g)	2
Fleischsalat, 3 EL (90 g)	6,5
Geflügelsalate, 3 EL (90 g)	4,5
Gemüsesalat	
- mit Joghurtdressing od. Essigmarinade, 1 Schale (150 g)	1
- mit Mayonnaise, 1 Schale (150 g)	2,5
- süßsauer, 1 Schale (150 g)	1,5
Griechischer Bauernsalat, 1 Schale (150 g)	3,5
Bohnensalat mit Essigmarinade, 1 Schale (150 g)	1,5
Bohnensalat mit Salatsoße, 1 Schale (150 g)	3,5
Gurkensalat mit Joghurt, 1 Schale (150 g)	1
Heringssalat mit roten Beeten und Äpfeln, 3 EL (90 g)	3
Heringssalat mit Sahnesoße, 3 EL (90 g)	3,5
Hummersalat mit Mayonnaise, 3 EL (90 g)	2,5
Italienischer Salat, 1 Schale (150 g)	3
Kartoffelsalat mit Gurke und Salatöl, 3 EL (90 g)	1,5
Kartoffelsalat mit Mayonnaise, 3 EL (90 g)	2
Käsesalat, 3 EL (90 g)	4
Kichererbsensalat mit Essigmarinade, 3 EL (90 g)	2
Kopf-/Blattsalat mit Essig-Öl-Dressing, 1 Schale (120 g)	1,5
Kopf-/Blattsalat mit Salatsoße, 1 Schale (120 g)	2,5
Krabben-Cocktail mit Grapefruit und Soße, 3 EL (90 g)	1,5
Krabben-Cocktail mit Mayonnaise, 3 EL (90 g)	3
Krautsalat mit Speck und Zwiebeln, 1 Schale (150 g)	2,5
Meeresfrüchte-Cocktail mit Balsamico, 3 EL (90 g)	2,5
Möhrensalat mit Salatöl, 3 EL (90 g)	1
Möhrensalat süßsauer, 3 EL (90 g)	2
Nudelsalat mit Gemüse und Mayonnaise, 3 EL (90 g)	3
Reissalat	
- mit Gewürzgurken, Erbsen und Mayonnaise, 3 EL (90 g)	2
- mit Thunfisch und Tomaten, 3 EL (90 g)	2
- süßsauer mit Fleischeinlage, 3 EL (90 g)	1,5
Rohkostsalat mit Joghurtdressing, 1 Schale (250 g)	1

	Nutry
Rohkostsalat mit Salatsoße oder Mayonnaise, 1 Schale (250 g)	2,5
Rote-Beete-Salat mit Zwiebel-Essig-Marinade, 3 EL (90 g)	0,5
Rotkohlsalat mit Zwiebel-Essig-Marinade, 1 Schale (150 g)	1,5
Sauerkrautsalat mit Salatöl, 1 Schale (150 g)	2
Sellerie-Apfel-Salat mit Zitronenmarinade, 1 Schale (150 g)	2
Spargelsalat mit Essigmarinade, 1 Schale (150 g)	1,5
Thunfischsalat mit Mayonnaise, 3 EL (90 g)	3
Tomatensalat mit Salatöl, 3 EL (90 g)	1
Tomaten-Thunfisch-Salat, 3 EL (90 g)	3
Waldorfsalat mit Mayonnaise, 3 EL (90 g)	1,5
Wurst-Käse-Salat mit Mayonnaise, 3 EL (90 g)	6
Wurstsalat mit Gewürzgurken und Salatöl, 3 EL (90 g)	5

Salatsoßen, Dressings

	Nutry
Cocktail-Dressing, 1 EL (15 g)	2
Cumberlandsoße, 1 EL (15 g)	0,5
Fix-Produkte für Salatsoße, 1 Päckchen (10 g)	0,5
Frankfurter grüne Kräutersoße, 2 EL (30 g)	1,5
French-Dressing, 1 EL (15 g)	1
Italian-Dressing, 1 EL (15 g)	1
Joghurt-Dressing, 2 EL (30 g)	0,5
Luan-Dressing (süßsauer), 2 EL (30 g)	0,5
Mayonnaise, 1 EL (12 g)	2,5
Mayonnaise, leicht/Salatmayonnaise, 1 EL (12 g)	1
Meerrettich-Sahnesoße, 1 EL (15 g)	0,5
Remouladensoße, 1 EL (15 g)	2,5
Roquefort-Dressing, 1 EL (15 g)	1,5
Sahne-Dressing, 1 EL (15 g)	0,5
Salat-Creme, 1 EL (12 g)	1
Salatsoße	
- mit saurer Sahne, 1 EL (15 g)	0,5
- mit Öl, 1 EL (15 g)	2
- ohne Öl, 1 EL (15 g)	0
Senfsoße, 1 EL (15 g)	0,5
Thousand-Island-Salatdressing, 1 EL (15 g)	1,5

Soßen

	Nutry
Béchamelsoße, 4 EL (60 g)	1
Bratensoße, 4 EL (60 g)	0,5
Currysoße, 4 EL (60 g)	2
Dillsoße, 4 EL (60 g)	1
Eiersoße, 4 EL (60 g)	2
Gemüsesoßen, 4 EL (60 g)	0,5
Gulaschsoße, 4 EL (60 g)	1
Hackfleischsoße, 3 EL (60 g)	1,5
Instantsoßen-Pulver, 1 EL (10 g)	1
Jägersoße, 3 EL (60 g)	1
Kapernsoße, 3 EL (60 g)	1
Käsesoße, 4 EL (60 g)	1,5
Knoblauchsoße von heller Soße, 4 EL (60 g)	0,5
Kräutersoße von heller Soße, 4 EL (60 g)	1
Madeirasoße, 4 EL (60 g)	1
Mayonnaisesoße, 4 EL (48 g)	9
Meerrettichsoße, 4 EL (60 g)	1,5
Mornaysoße, 4 EL (60 g)	2
Paprika-Rahmsoße, 4 EL (60 g)	0,5
Paprikasoße von dunkler Soße, 4 EL (60 g)	1,5
Pfeffersoße, 4 EL (60 g)	1
Pilzsoßen, 3 EL (60 g)	1
Rahmsoße/Sahnesoße, 4 EL (60 g)	2,5
Rotweinsoße, 4 EL (60 g)	1
Sauce Béarnaise, 4 EL (60 g)	6,5
Sauce Hollandaise, 4 EL (60 g)	1,5
Senfsoße, 4 EL (60 g)	1,5
Sherrysoße, 4 EL (60 g)	2,5
Soße „Robert", 4 EL (60 g)	1
Soßenbinder, Instant, 1 EL (15 g)	0,5
Teufelssoße, 4 EL (60 g)	1
Tomatensoße, 4 EL (60 g)	1
Weißweinsoße, 4 EL (60 g)	1
Zwiebelsoße, 3 EL (60 g)	1

Suppen, Eintöpfe

Mengenangaben entsprechen 1 Portion/1 Teller, falls nicht anders angegeben

	Nutry
Aalsuppe (400g)	6
Avocadocremesuppe (350 g)	9,5
Bigosch (Eintopf mit Kartoffeln, Möhren, Kohlrabi) (450 g)	5
Blumenkohlcremesuppe (300 g)	3
Blumenkohlsuppe (350 g)	4
Bohnen-Eintopf, weiß (450 g)	13,5
Bohnensuppe, weiß (400 g)	4,5
Borschtsch (Rote-Rüben-Suppe) (400 g)	3
Bouillabaisse (400 g)	6,5
Broccolicremesuppe (300 g)	2
Brotsuppe (400 g)	4
Chilli con carne (250 g)	3,5
Chinesische Suppe (300 g)	4,5
Currysuppe (350 g)	4
Dicke-Bohnen-Eintopf mit Speck (450 g)	8,5
Erbsen-Eintopf mit Wiener Würstchen (450 g)	7
Erbsen-Eintopf (450 g)	3
Erbsensuppe (400 g)	4,5
Erbsensuppe mit Speck (400 g)	6
Fischbrühe (300 g)	1,5
Fisch-Eintopf mit Speck und Kartoffeln (450 g)	8
Flädlesuppe (330 g)	4,5
Fleischbrühe (300 g)	3
Französische Zwiebelsuppe (300 g)	4,5
Frühlingssuppe, klar (350 g)	3
Gazpacho (spanische Gemüsesuppe) (450 g)	5
Geflügelbrühe (300 g)	5
Geflügelcremesuppe (350 g)	8,5
Gemüsebrühe (300 g)	1,5
Gemüsecremesuppe (350 g)	2,5
Gemüse-Eintopf mit Fleisch (450 g)	6
Gemüse-Eintopf (450 g)	4
Gemüsesuppe (350 g)	3
Gerstensuppe (350 g)	2

	Nutry
Grießklößchensuppe (350 g)	10,5
Grießsuppe (350 g)	5,5
Reissuppe mit Fleisch und Gemüse (400 g)	3,5
Grünkernsuppe (350 g)	3
Gulaschsuppe, Konserve (150 g)	3,5
Haferschleimsuppe (350 g)	1
Hascheesuppe (400 g)	4
Hühnerbrühe mit Nudeln (330 g)	6
Hühnerbrühe mit Reis (350 g)	2
Hummersuppe (400 g)	11
Irish Stew (400 g)	4,5
Kalbsbrühe (300 g)	2
Kartoffel-Lauch-Cremesuppe (350 g)	5,5
Kartoffelsuppe, klar, mit Rindfleisch (400 g)	5,5
Reissuppe mit Fleisch und Gemüse (400 g)	6,5
Kartoffel-Tomaten-Eintopf mit Hackfleisch (450 g)	5,5
Käsesuppe, italienisch (320 g)	4,5
Klare Brühe mit Hörnle (330 g)	2,5
Klare Brühe mit Reis und Gemüse (350 g)	2
Kraftbrühe, klar (300 g)	2,5
- mit Eierstich (330 g)	5
- mit Gemüsewürfeln (350 g)	3,5
- mit Nudeln (350 g)	4,5
- mit Perlgraupen (350 g)	5
Kraftbrühe mit Reis (350 g)	5
Kohlsuppe (400 g)	6
Krautsuppe (400 g)	3,5
Krebssuppe (300 g)	8
Kürbiscremesuppe (350 g)	5,5
Kürbissuppe (350 g)	1
Lauchcremesuppe (350 g)	7
Lauchsuppe (350 g)	2
Leberknödelsuppe (350 g)	4
Leberspätzlesuppe (350 g)	4,5

	Nutry
Linsen-Eintopf (450 g)	6
Linsen-Eintopf mit Frankfurter Würstchen (450 g)	9
Minestrone (400 g)	5,5
Möhrensuppe (350 g)	4,5
Muschelsuppe, rheinisch (300 g)	5
Nudel-Eintopf mit Hackfleisch (450 g)	11,5
Nudelsuppe (330 g)	3
Nudelsuppe mit Hühnerfleisch (350 g)	6,5
Ochsenschwanzsuppe, gebunden (350 g)	8
Ochsenschwanzsuppe, klar, mit Rindfleisch (350 g)	2,5
Paprikapüreesuppe (350 g)	2
Paprikarahmsuppe (300 g)	3,5
Perlgraupeneintopf (400 g)	5,5
Petersiliencremesuppe (350 g)	2,5
Pichelsteiner (450 g)	4,5
Pilzsuppe (350 g)	2,5
Püreesuppen aus Gemüse (350 g)	4,5
Reissuppe (350 g)	3,5
Reissuppe mit Fleisch und Gemüse (400 g)	5
Rindfleischbrühe	
- mit Backerbsen (350 g)	4
- mit Ei (330 g)	5
- mit Eiergräupchen (350 g)	2,5
- mit gerösteten Brötchenscheiben (350 g)	3,5
Serbische Bohnensuppe (400 g)	4,5
Spargelcremesuppe (300 g)	5,5
Spargelsuppe (350 g)	5
Spinatpüreesuppe „Purée florentine" (350 g)	3,5
Suppen, klar	
- mit Eierstich (330 g)	4
- mit Gemüseeinlage (350 g)	3
- mit Nudeln (330 g)	3
Tomatencremesuppe (300 g)	4
Tomatensuppe, klar (300 g)	1,5
Tomatensuppe mit Reis (350 g)	6

	Nutry
Trockensuppe (1 Beutel/50 g) z. B.	
- Rindfleischsuppe mit Nudeln (Trockenprodukt)	2
- Ochsenschwanzsuppe, klar (Trockenprodukt)	1,5
Zwiebelsuppe, klar (300 g)	2

Suppeneinlagen

	Nutry
Brätknödel (50 g)	2,5
Eierstich (30 g)	0,5
Flädle (Pfannkuchenstreifen) (30 g)	1,5
Fleisch-, Kalbs-, Leberklößchen (50 g)	2
Grießklößchen (30 g)	2,5
Grießnockerln (30 g)	3
Hörnchen (30 g)	1
Käseklößchen (30 g)	2,5
Käsenocken (30 g)	1,5
Leberspätzle (50 g)	2
Markklößchen (50 g)	4,5
Nudeln (30 g)	1,5
Semmelklößchen (30 g)	2,5
Weißbrotwürfel, geröstet (30 g)	2,5

Süßigkeiten

	Nutry
After Eight, 1 St. (8 g)	0,5
Bonbons	
- alle Sorten mit Zucker, 1 St. (5 g)	0,5
- alle Sorten ohne Zucker, 3 St. (15 g)	0,5
Choco Crossies, 1 St. (4,5 g)	0,5
Cocktail-Kirschen, 2 St. (10 g)	0,5
Diabetikerschokolade, 1 Reihe (20 g)	1,5
Dominostein, 1 St. (12 g)	1
Dragees, 4 St. (10 g)	0,5
Eiskonfekt, 1 St. (12 g)	1
Fondant (20 g)	1,5
Fruchtgummi, 1 St. (10 g)	0,5
Geleefrüchte, 1 St. (10 g)	0,5
Gummibärchen, 5 St. (10 g)	0,5
Gummibonbons für Diabetiker, 5 St. (10 g)	0,5
Kandierte Früchte (25 g)	1,5
Karamellbonbons, 1 St. (5 g)	0,5
Karamellbonbon für Diabetiker, 2 St. (10 g)	0,5
Kaugummi	
- mit Zucker, 3 St. (9 g)	0,5
- ohne Zucker	0
Kekse, 1 St. (5 g)	0,5
Krokant (20 g)	1,5
Lakritze (25 g)	2
Liebesperlen, 1 EL (10 g)	1
Mandeln/Nüsse, kandiert, 1 Tüte (50 g)	6
Marshmallow, 1 St. (15 g)	1
Marzipan (25 g)	2,5
Marzipankartoffel, 1 St. (10 g)	1
Müsli-Riegel, 1 St. (25 g)	2
Nougat (25 g)	2,5
Nougat für Diabetiker (20 g)	2,5
Nüsse/Mandeln, dragiert, 1 EL (10 g)	1
Persipan (25 g)	2,5
Pralinen, alle Sorten, 1 St. (12 g)	1
Puffreis mit Schokolade (25 g)	2,5

	Nutry
Rumkugeln, 1 St. (20 g)	1,5
Schaumzuckerwaren (15 g)	1
Schokokuss, 1 St. (20 g)	2
Schokolade, alle Sorten	
- 1 Stückchen (5 g)	0,5
- 1 Reihe (20 g)	2,5
- **Bitterschokolade**, 1 Reihe (20 g)	1,5
- **Zartbitterschokolade**, 1 Reihe (20 g)	2
Schokolinsen, 5 St. (5 g)	0,5
Schokolade, gefüllt mit Milch/Joghurt, 1 Riegel (20 g)	1,5
Schokoladenstreusel, 1 EL (10 g)	1
Schokoriegel (z. B. Mars, Lion, KitKat, Snickers, Nuts)	
- 1 Riegel (45-60 g)	5-6
- 1 Mini-Riegel (15-20 g)	2
- 1 Kingsize-Riegel (70 g)	7,5
Smarties, 5 St. (5 g)	0,5
Toffees, 1 St. (5 g)	0,5
Weinbrand-Bohne, 1 St. (12 g)	1

Vegetarische Lebensmittel

	Nutry
Bratlinge, tiefgefroren, 1 St. (100 g)	2,5
Bratlinge, Trockenprodukt, 5 EL (30 g)	1,5
Früchtebrot, 1 Scheibe (45 g)	2,5
Fruchtschnitten, 1 St. (20 g)	1
Getreidepastete, 2 EL (25 g)	1
Glutenfleisch (30 g)	0,5
Gulasch auf Sojabasis mit Soße, Konserve, 1 Portion (200 g)	4
Gulasch, vegetarisch, Konserve, 1 Portion (200 g)	2,5
Haschee auf Sojabasis mit Soße, Konserve, 1 Portion (100 g)	1,5
Hefeextrakt (Hefeaufstrichpaste), 1 EL (10 g)	0,5
Miso (20 g)	0,5
Natto (20 g)	0,5
Pasteten, vegetarisch, 2 EL (25 g)	1
Pflanzenfleisch, Trockenprodukt (30 g)	1
Ravioli, vegetarisch, 1 Portion (200 g)	6
Schmalz, vegetarisch, 1 EL (12 g)	2
Sojaaufschnitt, 1 Scheibe (30 g)	1,5
Sojabohne, geröstet (25 g)	1,5
Sojabohne, geröstet, Pulver (Kinako), 2 TL (8 g)	0,5
Sojabratlinge (100 g)	7
Sojabrot, 1 Scheibe (45 g)	3
Soja-Crème-Fraîche, 1 EL (15 g)	0,5
Sojadessert, 1 Becher (125 g)	2
Sojadrink, gesüßt, 1 Glas (200 g)	2,5
Sojadrink, ungesüßt, 1 Glas (200 g)	1,5
Sojaeiweiß, 1 EL (15 g)	0,5
Sojafleisch mit Soße, Konserve, 1 Portion (200 g)	8,5
Trockenprodukt, 1 Portion (30 g)	1,5
Sojajoghurt, 1 Becher (125 g)	1,5
Sojaklöße, 1 St. (100 g)	7
Sojamehl, 1,5 EL (15 g)	1
Sojaragout mit Soße, Konserve (200 g)	2,5
Sojaschnitzel, Trockenprodukt (30 g)	1,5
Sojaschrot, 1 EL (10 g)	0,5
Sojaspeisekleie	0
Sojasteak, Trockenprodukt (30 g)	1,5

	Nutry
Sojawürstchen, Konserve, 1 St. (70 g)	6
Tahini aus rohem Sesam (20 g)	2,5
Tempeh (20 g)	0,5
Tofu, 1 Portion (100 g)	1,5

Wurst und Wurstwaren

1 Scheibe/1 Stückchen Wurst entsprechen 30 g, falls nicht anders angegeben

	Nutry
Bierschinken	1
Bierwurst	1,5
Bierwurst, bayrisch	2
Blutwurst	2,5
Bockwurst, 1 St. (115 g)	8
Bratwurst, 1 St. (150 g)	9,5
Bratwurst, geräuchert	2
Bratwurst, grob, 1 St. (150 g)	11
Bremer Pinkel	1,5
Brühwurst	2
Cabanossi	3
Cervelatwurst	2,5
Cocktailwürstchen, 1 St. (70 g)	5
Corned Beef	1
Debreziner	2,5
Delikatess Würstchen, 1 St. (100 g)	6,5
Eisbein	1
Erbswurst	2
Fleischkäse, 1 Portion (125 g)	9
Fleischkäse im Teigmantel, 1 St. (100 g)	8
Fleischwurst im Blätterteig, 1 St. (100 g)	7,5
Fleischwurst/Stadtwurst	2
Frankfurter Rindswurst, 1 St. (100 g)	5,5
Frankfurter Würstchen/Schinkenwürste, 1 St. (100 g)	6,5
Gänseleber in Aspik	0,5
Geflügelmortadella	1
Gefüllter Schinken	1,5
Gelbwurst	2
Jagdwurst	1,5
Kalbsleberwurst	2
Kartoffelwurst	2
Käseschinkenwurst	1,5
Kasseler	1
Knacker/Schüblinge, 1 St. (100 g)	7

	Nutry
Knackwurst/Servela (Zervelatwurst, Cervelat)	2
Knoblauchwurst	2,5
Kochsalami	2
Kochschinken	0,5
Kolbacz	2
Krakauer	2
Krakauer Schinkenwurst	1,5
Lachsschinken, 2 Scheiben (30 g)	0,5
Landjäger	3
Leberkäse	2
Leberwurst	2,5
Leberwurst, fettarm	2
Lyoner	2
Lyoner, fettarm	1,5
Mettwurst	
- einfach streichfähig, 2 EL (30 g)	3
- grob, 2 EL (30 g)	2
- schnittfest (30 g)	2,5
Mortadella	2
Mortadella, fettarm	1
Pastete im Brotteig	2,5
Pasteten	2
Pfälzer Saumagen	1
Plockwurst	3
Pökelfleisch	1
Preßköpfe	2
Rauchfleisch	1
Rostbratwurst, 1 St. (150 g)	11,5
Rotwurst	1,5
Salami	2,5
Schinken	1
Schinkenmettwurst	2,5
Schinkenröllchen in Aspik	0,5
Schinkensalami	2,5

	Nutry
Schinkenspeck	1
Schinkenwurst	2
Schwartenmagen	1
Schweinefleisch in Aspik	1
Schweinespeck	2
Schweinespeck, durchwachsen (Frühstücksspeck)	1
Sülzen und Aspik	0,5
Sülzwürste	1
Teewurst, 2 EL (30 g)	2,5
Teewurst, grob, 2 EL (30 g)	2
Thüringer Rotwurst	1
Tiroler Schinkenwurst	1
Trüffelleberwurst	2
Weißwurst, 2 St. (125 g)	8
Wiener, 1 St. (70 g)	5
Würstchen, fettarm, 1 Stk (70 g)	4
Zungenwurst, hell	2
Zwiebelwurst	2

Würzmittel, Würzsoßen

	Nutry
Barbecuesoße, 1 EL (15 g)	0,5
Bratensoße (Trockenpulver), 1 EL (10 g)	0,5
Brühe instant/gekörnt	
- 1 TL (5 g)	0
- 1 EL (10 g)	0,5
Brühwürfel	
- 1 Würfel (5 g)	0
- 2 Würfel (10 g)	0,5
Chillisoßen, 1 EL (15 g)	0,5
Chutney, 1 EL (15 g)	0,5
Essig	0
Fix für Soßen, Suppen, Fleisch, Aufläufe etc., Trockenprodukt, 1 Beutel (50 g)	5
Gewürze und Kräuter	0
Grillsoßen, 1 EL (15 g)	0,5
Ketchup, alle Sorten, 1 EL (15 g)	0,5
Ketchup & Mayo (Rot-Weiß), 1 EL (15 g)	1,5
Meerrettich, 1 EL (15 g)	0,5
Pesto, 1 EL (15 g)	1,5
Pfeffer	0
Salz	0
Senf, alle Sorten	0
Sojasoße	0
Tabasco	0
Tomatenmark	0
Tomatenpüree	0
Worcestersoße	0
Würzen, flüssig (z. B. Maggi) oder pulverisiert	0

Zutaten (Backzutaten und Süßungsmittel)

	Nutry
Backpulver	0
Buttercreme (Füllung) (100 g)	12,5
Cremespeisen-/Dessertpulver, 1 Päck. (40 g)	3
Diabetikerzucker, 2 TL (10 g)	0,5
Essenzen/Aromastoffe	0
Fertigmischung für Kuchen (60 g)	7
Füllcreme (100 g)	3
Gelatine, 1 Päck. (10 g)	0,5
Guss (Karamel-, Schokoladen-, Zuckerguss) (10 g)	1
Hefe, frisch oder trocken	0
Hefebrühe Extrakt, 2 TL (10 g)	0,5
Honig/Kunsthonig, 1 TL (10 g)	0,5
Kaffeepulver	0
Kakaopulver, 2 TL geh. (8 g)	0,5
Kakaopulver, stark entölt, 3 TL geh. (12 g)	0,5
Kuvertüre (20 g)	1,5
Kuvertüre mit Fruchtzucker für Diabetiker (25 g)	1,5
Orangeat, Zitronat (Sukkade), 1 EL (15 g)	1
Puddingpulver, 1 Päck. (40 g)	3
Sahnesteif, 1 Päck. (10 g)	0,5
Stärkemehl (Speisestärke), 1 EL (10 g)	0,5
Süßstoff (Saccharin, Cyclamat u. a.)	0
Teige (jeweils 100 g)	
- Ausbackteig, süß	4
- Bierteig	4
- Biskuit	7,5
- Blätterteig, tiefgefroren	8
- Brandteig	4,5
- Hefeteig	6
- Mürbeteig	10
Pizzateig, Fertigprodukt, 1 Packung (230 g)	20,5
Tortengusspulver, ohne Zucker	0
Vanille-/Vanillinzucker, 1 Päck. (10 g)	0,5
Zucker, alle Sorten	
- 1 TL, 1 Würfel (5 g)	0,5
- 1 EL (15 g)	1

Essen außer Haus

Essen außer Haus ist keine Schwierigkeit für Sie! Auf den folgenden Seiten finden Sie eine Auswahl gängiger Gerichte, die Ihnen auf internationalen Speisekarten und „unterwegs" begegnen sowie deren Preise in Nutry.
Nicht nur von Nation zu Nation, auch von Koch zu Koch variieren Zubereitungsverfahren und Rezepte. Wundern Sie sich nicht über unterschiedliche Angaben für das vermeintlich gleiche Gericht – es ist durchaus ein Unterschied, ob Sie Ihre hausgemachte Lasagne essen oder die beim Italiener. Auch hier gilt, dass die Nutry-Preise Durchschnittswerte darstellen und Sie bei kleinen bzw. großen Portionen sowie bei besonders mager bzw. fett zubereiteten Speisen die Nutry-Preise selbst auf- oder abrunden können.

Genießen Sie Ihren Restaurantbesuch!

Fast-Food-Ketten

1 Portion/1 Stück, falls nicht anders angegeben

Burger King

	Nutry
Big King	12,5
Big King XXL	18,5
Cheeseburger	6,5
Chicken Nugget Burger	6,5
Chicken Supreme	13
Chili Cheese Burger	8
Chili Cheese Nuggets, 5 St.	6
Country Bagel	9,5
Country Burger	9,5
Country Potatoes	5,5
Crispy Chicken	10,5
Crunchy Chicken Filets, 4 St.	7
Doppel Whopper	18
Fish King	8,5
Grilled Chicken delight special	5,5
Grilled Chicken delight classic	5,5

	Nutry
Grilled Chicken delight wrap	5
Ham & Cheese Bagel	8
Hamburger	5,5
Hot Crispy Chicken Wrap	11
King Nuggets, 6 St.	5
King Pommes (mittel)	6,5
King Wings, 6 St.	9
Onion Rings, 6 St.	4
Whopper	13
Whopper Junior	7,5
Saucen/Dips	
- BBQ-Sauce Dip	0,5
- Curry-Sauce Dip	2
- Fit for fun Balsamico Dressing (1 Becher)	1,5
- Fit for fun Joghurt Dressing (1 Becher)	4,5
- Fit for fun American Dressing (1 Becher)	5
- Frit Sauce (Beutel)	2,5
- Ketchup (Beutel)	0,5
- Knoblauch Sauce Dip	2
- Mayonnaise (Beutel)	3,5
- Mexican Salsa Dip	0,5
- Mild Curry-Sauce Dip	1
- Sour Cream (Beutel)	1,5
- Sweat & Sour Sauce Dip	1
Salate	
- Grilled Chicken Salat	2
- Salad Shaker	0
- Tomaten-Mozarella-Salat	3
Dressing	
- Joghurt	3
- Kräuter	0,5
- Fit for fun Balsamico Dressing (1 Becher)	1,5
- Fit for fun Joghurt Dressing (1 Becher)	4,5
- Fit for fun American Dressing (1 Becher)	5
Desserts und Shakes	
- Cornetto Soft, alle Sorten	3,5
- Donut	5,5

- Hot Brownie	12
- Hot Brownie mit Eis	13
- King Sundae mit Erdbeersauce	5,5
- King Sundae mit Karamelgeschmack	5,5
- King Sundae mit Schokoladensauce	5,5
- King Sundae mit Vanillegeschmack	4,5
- Muffin	8,5
- Shake Banane mit Schokosauce (200 ml)	6
- Shake Erdbeer (200 ml)	5
- Shake Schokolade (200 ml)	5,5
- Shake Vanille (200 ml)	4
- Sweet Bagel	10,5

Kochlöffel

	Nutry
Best-Chicken	6,5
Brötchen, ofenfrisch	3
Cheeseburger	7,5
Chicken-Wings, 6 St.	12,5
Chinesische Frühlingsrollen, 6 St.	3
1/2 Grill-Hähnchen, mit Haut	11
1/2 Grill-Hähnchen, ohne Haut	7,5
Hähnchen-Krossies, 6 St.	5,5
Hamburger	6,5
Hawaii-Burger	7,5
Heiße Soße	1
Holländische Kroketten, 4 St.	5
Mayonnaise (25 g)	3
Ketchup (33 g)	0,5
Pommes frites	5,5
Pommes frites groß	11
Extra Pommes	7
Star-Burger	12,5
Soßen zum Dippen	
- Mango (20 g)	0,5
- Curry (20 g)	1,5
- Mexiko (20 g)	0,5
- Soja	0

	Nutry
Salate	
- Frisch gemischter Salat	4,5
- Salat India	3,5
- Krautsalat	3
Dressings zum Salat	
- Spezial (75 ml)	5
- Curry (75 ml)	5
- Joghurt (75 ml)	4,5
Muffins	
- Muffin Haselnuss	7,5
- Muffin Blueberry	6
- Muffin Schoko	6

McDonalds

	Nutry
Big Bacon & Eggs	11
Big Mäc	10
California Bagel	9
Cheeseburger	6,5
Chicken Crispies, 11 St.	6,5
Chicken McNuggets, 6 St.	4,5
Egg McMuffin	9
Fischmäc	8
Gemüse Mäc	9,5
Grilled Chicken Caprese	10
Hamburger	5
Hamburger Royal	11
Hamburger Royal TS	12
McChicken	9,5
McCroissant	6,5
McRib	10
Philadelphia Bagel	11
Pommes frites, klein	8,5
Pommes frites, mittel	11
Pommes frites, groß	17
Sweet Breakfast	9,5

	Nutry
Soßen/Dips	
- Barbecue Sauce	0,5
- Curry Sauce	0,5
- Ketchup	0
- Mayonnaise	3
- Sauce süßsauer	0,5
- Senfsauce	1
- Chillisauce	1
Salate	
- Crispy Chicken Caesar Salad	6,5
- Crispy Chicken Ranch Salad	8,5
- Gartensalat	0
- Grilled Chicken Caesar Salad	4,5
- Grilled Chicken Ranch Salad	6,5
Dressings/Croûtons	
- Balsamico Dressing	0,5
- Caesar Dressing	3
- Croutons	1
- Essig-Öl Dressing	6
- Hausdressing	2
- Italienisches Dressing	0,5
- Joghurt Dressing	0,5
- Ranch Dressing	2
Desserts und Milchshakes	
- Apfeltasche	4,5
- Fruchttüte	1
- Fruit & Joghurt	3
- McFlurry Milka Erdbeer	9,5
- McFlurry Bounty, Smarties	7
- McFlurry Daim	7,5
- Milchshake, jede Sorte	6
- Muffin Blaubeer	9,5
- Muffin Schoko	10,5
- Sundae Eis mit Waffel	3
- Sundae Eis mit Karamellsoße, Schokosoße	5,5
- Sundae Eis mit Erdbeersoße	4,5

Imbissstube

1 Portion/1 Stück, falls nicht anders angegeben

	Nutry
Backkartoffeln mit Kräuterquark	2,5
Bockwurst mit Brötchen und Senf	12
Bockwurst mit Kartoffelsalat und Senf	13
Bratwurst mit Brötchen und Senf	9,5
Bratwurst mit Kartoffelsalat und Senf	12
Brühwurst mit Brötchen und Senf	14,5
Brühwurst mit Kartoffelsalat und Senf	18
Cheeseburger	7
Currywurst mit Curryketchup und Brötchen	8
Döner mit Geflügelfleisch	11,5
Döner mit Kalb-/Rindfleisch	12
Frikadelle	
- mit Bratkartoffeln und Tomatenketchup	6
- mit Brötchen und Tomatenketchup	4,5
- mit Kartoffelsalat und Senf	6,5
Hamburger	7
Knacker mit Brötchen und Senf	12,5
Knacker mit Kartoffelsalat und Senf	14
Pommes frites mit Ketchup	7
Pommes frites mit Mayonnaise	8,5
Rostbratwurst mit Brötchen und Senf	9,5
Rostbratwurst mit Kartoffelsalat und Senf	12
Schaschlik mit Brötchen und Tomatenketchup	6
Schaschlik mit Pommes frites und Tomatenketchup	7
Wiener Würstchen mit Brötchen und Senf	10
Wiener Würstchen mit Kartoffelsalat und Senf	12

Im Restaurant – Internationale Küche

Die Angaben beziehen sich auf 1 durchschnittliche Portion.

Asiatisch

	Nutry
Bami Goreng	12
Banane im Teigmantel, 1/2 St.	10
Chop Suey mit Fleisch	11
Ente auf Ananas	11,5
Fischauflauf	5
Früchte, gebacken	2,5
Frühlingsrolle	6,5
Gemüse-Couscous, gebraten	14,5
Glasnudeln mit Paprika und Sprossen	9
Hühnchen „Szetchuan"	11
Misosuppe	2
Nasi Goreng	11,5
Reis, 2 EL	1,5
Reis, gebraten, mit Gemüse	7
Reis, gedämpft, mit Huhn	7,5
Reisnudeln mit Rindfleisch	12,5
Riesengarnelen, frittiert	5
Rindfleisch, süßsauer	9
Rindfleischsuppe mit Reisnudeln	9,5
Schweinefleisch, süßsauer	8
Wan-Tan mit Füllung und Soße	6

Deutsch

	Nutry
Bauernfrühstück	6
Brathähnchen mit Haut	12,5
Bratkartoffeln	5,5
Fischfilet paniert, gebraten in pikanter Soße	7,5
Folienkartoffel mit Kräuterquark	4
Gemischter Beilagensalat mit Essig-Öl-Dressing	1,5
Gemischter Beilagensalat mit Salatsoße	2,5
Gemüse, gedünstet	2
Gemüse, gedünstet, mit Soße	4
Gratinierter Blumenkohl	3,5

	Nutry
Kartoffelgratin	7
Käsetoast	6,5
Knödel	2,5
Kotelett vom Schwein, paniert, gebraten	11,5
Kroketten, 3 St.	3
Leipziger Allerlei	2,5
Omelett mit Champignons	7
Pfeffersteak mit Soße	8
Pommes frites	6,5
Reis	5,5
Rinderroulade mit Soße	11,5
Rindfleischsuppe	3,5
Salzkartoffeln	2,5
Schinken-Käse-Toast	6
Schweinesteak	4,5
Schweinshaxe geschmort, mit Soße	8
Spargel gedünstet, mit Sauce Hollandaise	7,5
Spargelcremesuppe	5,5
Spargeltoast mit Champignons	6
Spätzle	3
Tafelspitz mit Meerrettichsoße	13,5
Toast „Hawaii"	6
Tomatensuppe, klar	1,5
Wiener Schnitzel	6,5
Zwiebelsuppe	3

Griechisch

	Nutry
Bauernsalat	7,5
Bifteki	16
Blätterteigtaschen mit Lamm	18
Gyros	8
Krautsalat	1,5
Lammkotelett, gegrillt, 1 St.	6
Mussaka	11
Oktopussalat	7
Paprika mit Schafskäsefüllung	3,5

	Nutry
Souvlaki	8
Tintenfisch, frittiert	14
Tomaten, gefüllt	15
Tsatsiki	5
Weinblätter, gefüllt	8

Italienisch

	Nutry
Antipasti, 1 kl. Portion	7,5
Bruschetta, 1 St.	4
Cannelloni mit Gemüse-Füllung	10
Caprese (Tomaten mit Mozzarella und Basikikum)	4,5
Ciabatta mit Tunfisch	7
Gemischter Salat mit Essig-Öl-Dressing	2
Gnocchi in Tomatensoße	7,5
Gnocchi mit Gorgonzolasoße	14
Italienischer Salat mit Käse, Schinken, Thunfisch	10
Lasagne al forno (mit Hackfleisch)	16
Lasagne con spinaci (mit Spinat)	10
Meeresfrüchtesalat	8
Nudeln mit Gorgonzolasoße	18
Nudeln mit Thunfischsoße	10
Pizza Capricciosa	19
Pizza Margherita	14,5
Pizza Quattro Formaggi	19
Pizza Quattro Stagioni	18
Pizza Salami	17
Ravioli alla genovese	12,5
Risotto mit Fleisch und Gemüse	10,5
Saltimbocca mit Baguette	18
Spaghetti bolognese	13
Tiramisu, Dessert	9
Tortellini alla bolognese	20
Zabaione, Dessert	5

Mexikanisch

	Nutry
Burrito mit Bohnen	6,5
Burrito mit Fleisch und Käse	7,5
Camarones (Garnelen „Mexikanisch"), 3 St.	5
Chili con carne	7
Enchiladas (gefüllte Tortillas)	10,5
Ensalada de frutas (Fruchtsalat)	1
Fajitas mit Fleisch oder Käse	5
Fischsuppe	7
Guacamole, 1 kl. Portion	3
Huevos rancheros (Tortilla mit Rührei)	6,5
Tortillachips, 10 St.	1,5
Tortilla, gefüllt mit Hackfleisch/Hühnchen/Käse	10
Tortillasuppe	8

Typisch unterwegs

1 Portion/1 Stück, falls nicht anders angegeben

	Nutry
Baguette „Classic" (Schinken, Käse, Salat, Tomate)	11
Baguette „Salami" (Salami, Salat, Tomate)	8,5
Baguette mit Mozzarella und Tomaten	8,5
Blätterteigtaschen mit Spinat und Schafskäse	5,5
Clubsandwich	
- mit Geflügelfleisch	7
- mit Thunfisch	8
- mit Tomaten und Mozzarella	5
Crêpe Suzette	5
Döner mit Geflügelfleisch	11,5
Döner mit Kalb-/Rindfleisch	12
Donut	5
Falafel	8
Fischbrötchen	
- Backfisch-Baguette	11,5
- Bismarck-Baguette	5,5
- Matjes-Baguette	7
- Seelachs-Ei-Baguette	6,5
- Wikinger	14
- Bremer	9
Hot Dog	10
Lahmacun	6,5
Laugenbrezel/-brötchen	3
Pizza, 1 Ecke	4,5
Pizzabaguette	6

Anhang

Die Top-100-Lebensmittel-Tabelle

Schneiden Sie die Top-100-Lebensmittel-Tabelle aus und tragen Sie sie, beispielsweise in Ihrem Portemonnaie, immer bei sich.

Nutry- und Power-Nutry-Scheine

Schneiden Sie die Nutry- bzw. Power-Nutry-Scheine entlang der angegebenen Schnittkante aus.

Protokollblätter für Ihre Nutry-Bilanz

Tragen Sie täglich Ihre Nutry-Bilanz in die Protokollblätter ein.

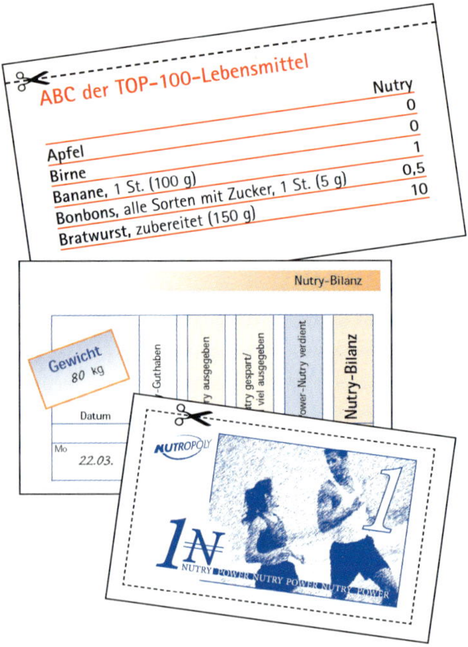

ABC der TOP-100-Lebensmittel

	Nutry
Apfel	0
Birne	0
Banane, 1 St. (100 g)	1
Bonbons, alle Sorten mit Zucker, 1 St. (5 g)	0,5
Bratwurst, zubereitet (150 g)	10
Bier, 1 Glas (200 ml)	1,5
Brot, alle Sorten, 1 Scheibe (45 g)	1,5
Brötchen, alle Sorten, 1 St. (45 g)	2
Butter, 1 EL (12 g)	2
Camembert, 1 kleine Ecke/30 g (60 % Fett i. Tr.)	2,5
Cappuccino mit Milch, 1 Tasse (150 ml)	1
Cappuccino mit Sahne, 1 Tasse (150 ml)	1,5
Colagetränke	2,5
Colagetränke, kalorienarm (Light-Getränke)	0
Cornflakes, 5 EL (20 g)	1,5
Crème Faîche/Schmand, 1 EL/15 g (ca. 40 % Fett)	1,5
Crêpe Suzette, 1 St.	5

	Nutry
Croissant, 1 St. (70 g)	7,5
Ei (Hühnerei), 1 St. (60 g)	2
Eis, 1 Kugel (75 g)	1,5
Eis, 1 Kugel in der Waffeltüte	2,5
Essig	0
Fruchtjoghurt, 1 Becher/150 g (3,5–3,8 % Fett)	2,5
Fruchtjoghurt, 1 Becher/150 g (10 % Fett)	4,5
Fruchtnektar, 1 Glas (200 ml)	2,5
Fruchtsaft, 1 Glas (200 ml)	1,5
Fruchtsaftschorle, 1 Glas (200 ml)	0,5
Früchtequark, 1 Schale (150 g)	3
Gemüsesaft	0
Gewürze und Kräuter	0
Gummibärchen, 5 St. (10 g)	0,5
Gurke	0
Hackfleisch vom Schwein (100 g)	5,5
Hähnchenbrustfilet, roh (150 g)	3

	Nutry
Honig/Kunsthonig, 1 TL (10 g)	0,5
Joghurt, pur, 1 Becher/150 g (3,5–3,8 % Fett)	2
Joghurt, pur, 1 Becher/150 g (10 % Fett)	4
Kakao, 1 Glas/200 ml (3,5–3,8 % Fett)	5
Kaffee	0
Kaffee mit Milch und/oder Zucker, 1 Tasse/150 ml	0,5
Kaffeesahne, 2 TL/kl. Dose (10 g)	0,5
Kartoffel, 1 St., groß (100 g)	1
Kartoffelchips, 12 St., 1 Hand voll (12 g)	1,5
Kaugummi, mit Zucker, 3 St. (9 g)	0,5
Kaugummi, ohne Zucker	0
Kekse, 1 St. (5 g)	0,5
Ketchup, 1 EL (15 g)	0,5
Konfitüre/Marmelade/Gelee, 1 EL (20 g)	1
Lachsschinken, 2 Scheiben (30 g)	0,5
Laugengebäck, 1 St. (50 g)	3
Limonaden, 1 Glas (200 ml)	1,5

	Nutry
Margarine, 1 EL (12 g)	2
Mehl, alle Sorten, Typ < 650, 1 EL (10 g)	0,5
Milch, 1 Glas/200 ml (1,5 % Fett)	2
Milch, 1 Glas/200 ml (3,5-3,8 % Fett)	3
Milchkaffee, 1 Tasse (300 ml)	2
Mohrrübe, Möhrensaft	0
Müsli, trocken, 2 EL (30 g)	1,5
Müsli-Riegel, 1 St. (25 g)	2
Nudeln, trocken (50 g)	3
Nudeln, gekocht (125 g)	3
Nuss-Nougat-Creme, 1 EL (20 g)	2
Obstkuchen aus Hefeteig, 1 St. (150 g)	5
Öl, 1 EL (12 g)	2,5
Paprika, Peperoni	0
Pizzaecke, 1 St.	4,5
Pommes frites, 1 Portion (150 g)	6,5
Popcorn, 1 Tüte klein (50 g)	3,0

	Nutry
Pudding, 1 Schale (150 g)	4
Putenschnitzel, roh (150 g)	2
Quark, 1 EL/30 g (ca. 50 % Fett)	1
Reis, geschält, gekocht, 2 EL geh. (60 g)	1,5
Reis, geschält, trocken, 2 EL (30 g)	2
Rindfleisch, roh (150 g)	5
Rührei (120 g)	4,5
Sahne, 1 EL (15 g) (ca. 30 % Fett)	1
Salami, 1 Scheibe (30 g)	2,5
Salat, ohne Dressing	0
Salat mit Öl-Essig-Dressing, 1 Schale (120 g)	1,5
Salat mit Salatsoße, 1 Schale (120 g)	2,5
Saure Sahne, 1 EL/15 g (ca. 30 % Fett)	1
Schinken, 1 Scheibe (30 g)	1
Schmelzkäse, 1 Scheibe/1 kl. Ecke/2 EL (45 % F. i. Tr.)	2
Schnittkäse, 1 Scheibe/30 g (ca. 45 % F. i. Tr.)	2,5
Schweinefleisch, roh (150 g)	6

	Nutry
Schokolade, 1 Stückchen (5 g)	0,5
Schokoriegel, 1 Riegel (45-60 g)	5-6
Senf	0
Spiegelei, 1 St. (65 g)	3
Stückchen, Teilchen, 1 St. (100 g)	6
Süßstoff (Saccharin, Cyclamat u. a.)	0
Tee, alle Sorten	0
Tee mit Milch und/oder Zucker, 1 Tasse (150 ml)	0,5
Toastbrot, 1 Scheibe (25 g)	1
Tomate, Tomatenmark, Tomatensaft	0
Wasser	0
Wein, 1Glas (200 ml)	3
Wiener Würstchen, 1 St. (70 g)	5
Zucker, 1 TL, 1 Würfel (5 g)	0,5
Zwiebeln	0

Gewicht kg Datum	Nutry-Guthaben		Nutry ausgegeben		Nutry gespart/ zu viel ausgegeben		Power-Nutry verdient		Nutry-Bilanz
					+/-				+/-
Mo		-		=		+		=	
Di		-		=		+		=	
Mi		-		=		+		=	
Do		-		=		+		=	
Fr		-		=		+		=	
Sa		-		=		+		=	
So		-		=		+		=	
Summe									

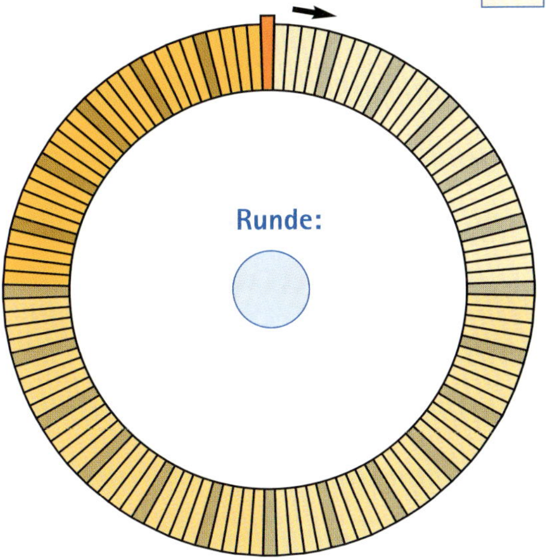

Gewicht kg Datum	Nutry-Guthaben		Nutry ausgegeben		Nutry gespart/ zu viel ausgegeben		Power-Nutry verdient		**Nutry-Bilanz**
					+/-				+/-
Mo		-		=		+		=	
Di		-		=		+		=	
Mi		-		=		+		=	
Do		-		=		+		=	
Fr		-		=		+		=	
Sa		-		=		+		=	
So		-		=		+		=	

Summe

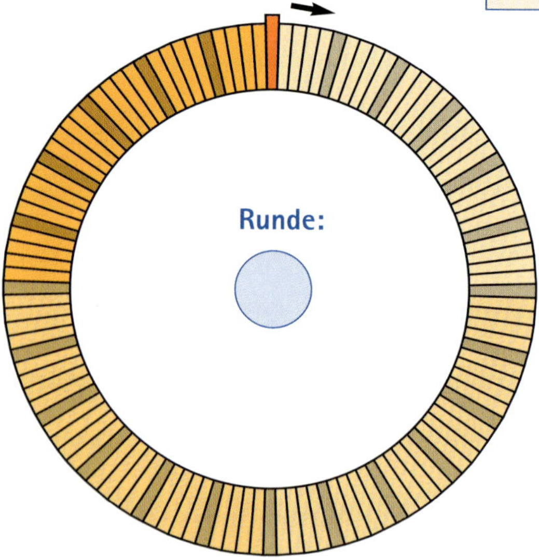

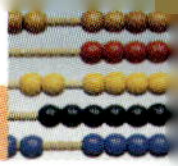

Gewicht kg Datum	Nutry-Guthaben		Nutry ausgegeben		Nutry gespart/ zu viel ausgegeben		Power-Nutry verdient		Nutry-Bilanz
					+/-				+/-
Mo		-		=		+		=	
Di		-		=		+		=	
Mi		-		=		+		=	
Do		-		=		+		=	
Fr		-		=		+		=	
Sa		-		=		+		=	
So		-		=		+		=	
Summe									

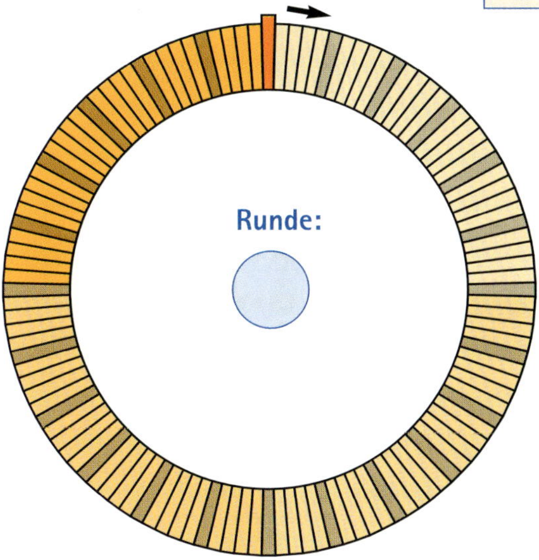

Gewicht kg

Datum	Nutry-Guthaben		Nutry ausgegeben		Nutry gespart/ zu viel ausgegeben		Power-Nutry verdient		Nutry-Bilanz
					+/-				+/-
Mo		-		=		+		=	
Di		-		=		+		=	
Mi		-		=		+		=	
Do		-		=		+		=	
Fr		-		=		+		=	
Sa		-		=		+		=	
So		-		=		+		=	

Summe

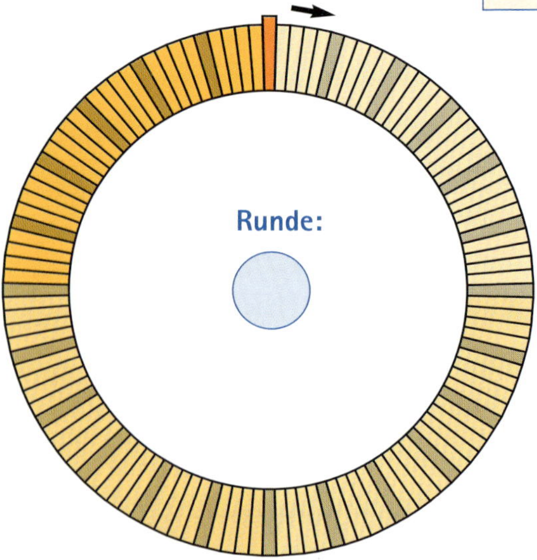

Gewicht kg

Datum	Nutry-Guthaben		Nutry ausgegeben		Nutry gespart/ zu viel ausgegeben		Power-Nutry verdient		**Nutry-Bilanz**
					+/-				+/-
Mo		-		=		+		=	
Di		-		=		+		=	
Mi		-		=		+		=	
Do		-		=		+		=	
Fr		-		=		+		=	
Sa		-		=		+		=	
So		-		=		+		=	

Summe

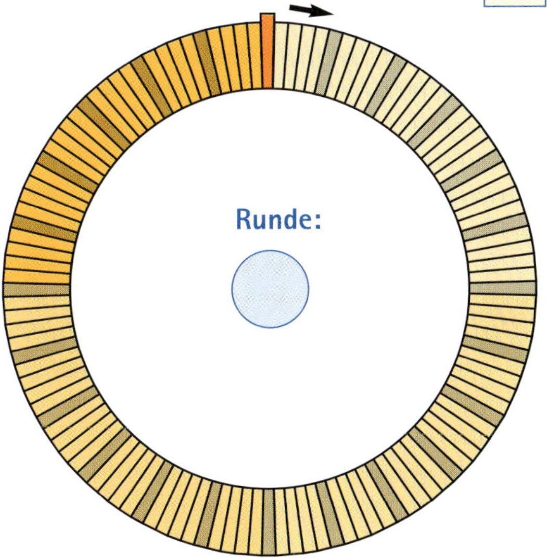

Gewicht kg Datum	Nutry-Guthaben		Nutry ausgegeben		Nutry gespart/ zu viel ausgegeben		Power-Nutry verdient		**Nutry-Bilanz**
					+/-				+/-
Mo		-		=		+		=	
Di		-		=		+		=	
Mi		-		=		+		=	
Do		-		=		+		=	
Fr		-		=		+		=	
Sa		-		=		+		=	
So		-		=		+		=	

Summe

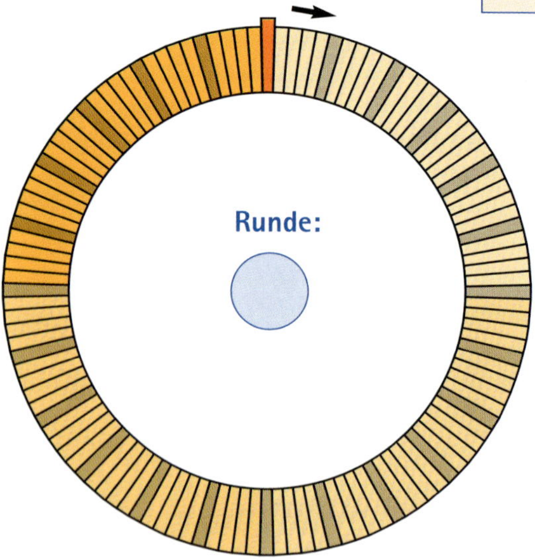

Gewicht kg Datum	Nutry-Guthaben		Nutry ausgegeben		Nutry gespart/ zu viel ausgegeben		Power-Nutry verdient		Nutry-Bilanz
					+/-				+/-
Mo		-		=		+		=	
Di		-		=		+		=	
Mi		-		=		+		=	
Do		-		=		+		=	
Fr		-		=		+		=	
Sa		-		=		+		=	
So		-		=		+		=	
Summe									

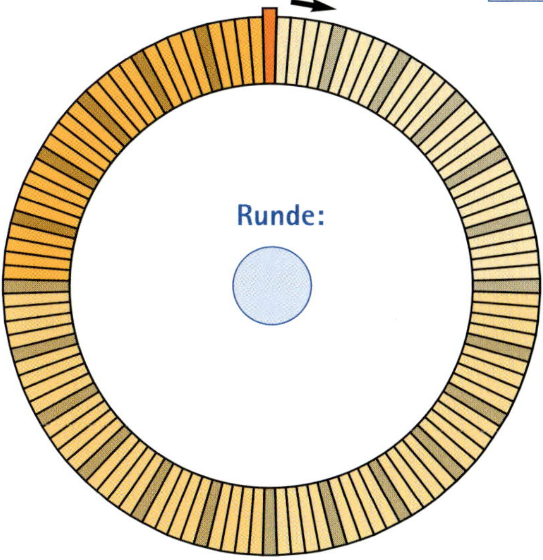

Gewicht kg Datum	Nutry-Guthaben		Nutry ausgegeben		Nutry gespart/ zu viel ausgegeben		Power-Nutry verdient		**Nutry-Bilanz**
					+/-				+/-
Mo		-		=		+		=	
Di		-		=		+		=	
Mi		-		=		+		=	
Do		-		=		+		=	
Fr		-		=		+		=	
Sa		-		=		+		=	
So		-		=		+		=	

Summe

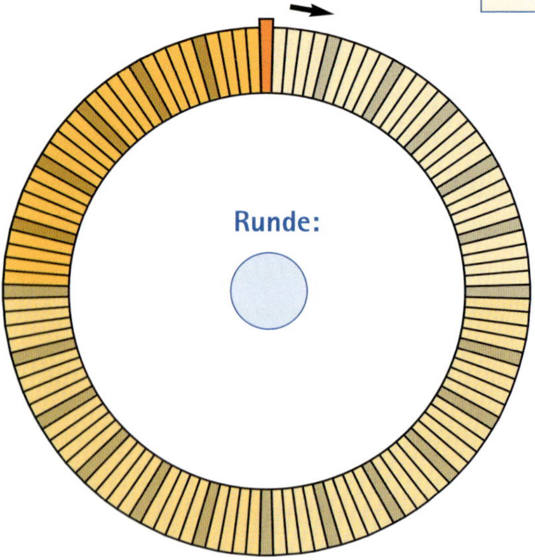

Gewicht kg Datum	Nutry-Guthaben		Nutry ausgegeben		Nutry gespart/ zu viel ausgegeben		Power-Nutry verdient		**Nutry-Bilanz**
					+/-				**+/-**
Mo		-		=		+		=	
Di		-		=		+		=	
Mi		-		=		+		=	
Do		-		=		+		=	
Fr		-		=		+		=	
Sa		-		=		+		=	
So		-		=		+		=	

Summe

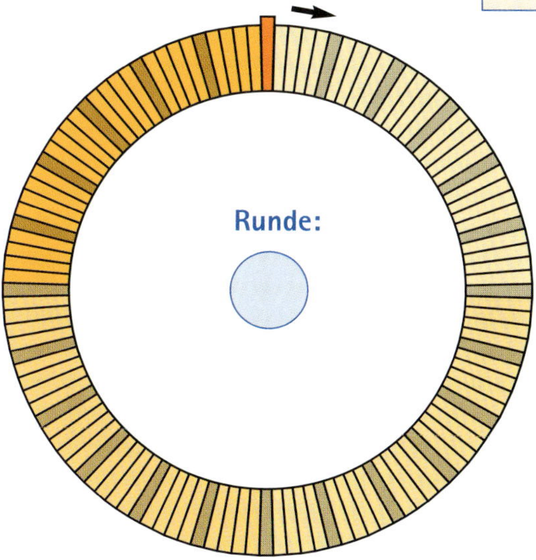

Gewicht kg / Datum	Nutry-Guthaben		Nutry ausgegeben		Nutry gespart/ zu viel ausgegeben		Power-Nutry verdient		Nutry-Bilanz
					+/-				+/-
Mo		-		=		+		=	
Di		-		=		+		=	
Mi		-		=		+		=	
Do		-		=		+		=	
Fr		-		=		+		=	
Sa		-		=		+		=	
So		-		=		+		=	

Summe

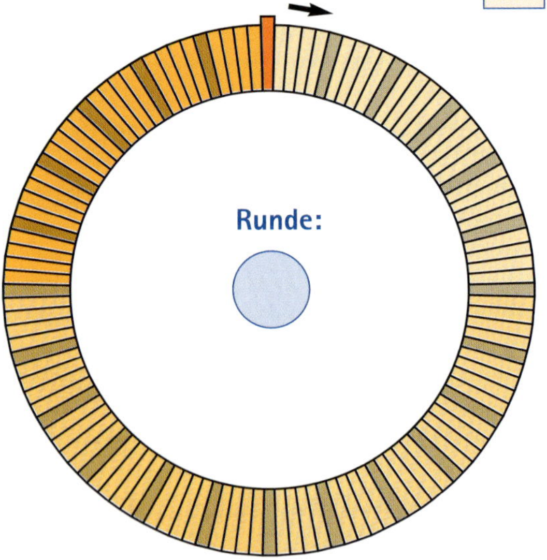

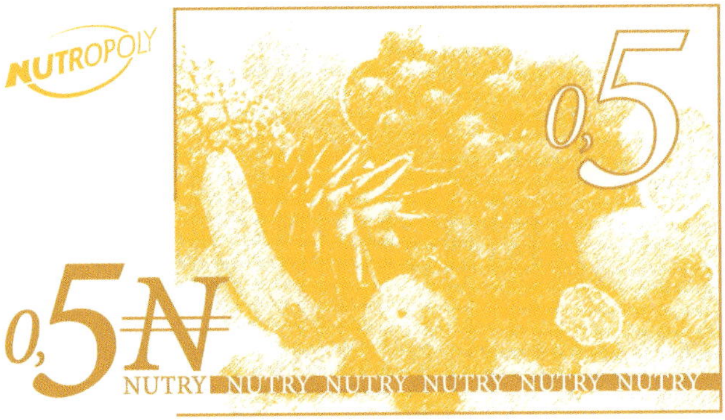
NUTROPOLY
0,5
0,5 N
NUTRY NUTRY NUTRY NUTRY NUTRY NUTRY

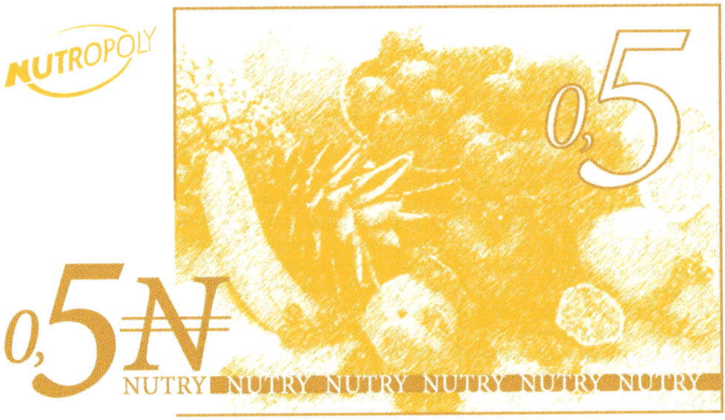
NUTROPOLY
0,5
0,5 N
NUTRY NUTRY NUTRY NUTRY NUTRY NUTRY

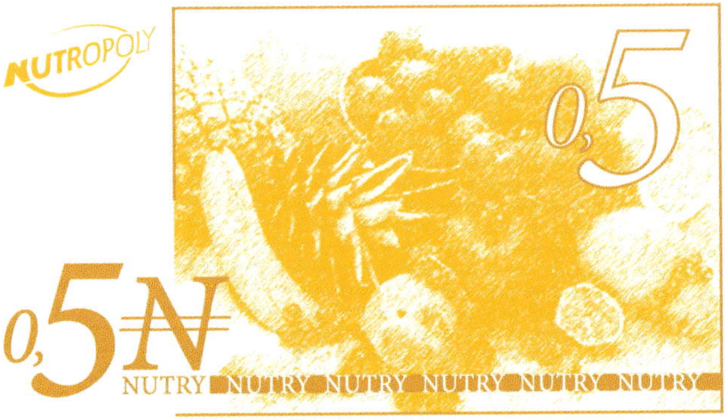
NUTROPOLY
0,5
0,5 N
NUTRY NUTRY NUTRY NUTRY NUTRY NUTRY

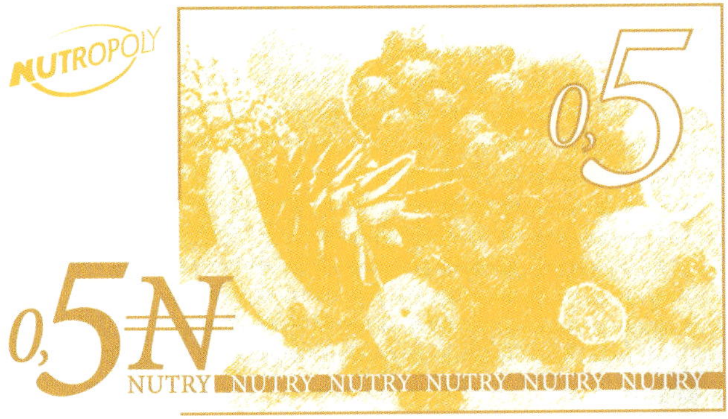
NUTROPOLY
0,5
0,5 N
NUTRY NUTRY NUTRY NUTRY NUTRY NUTRY

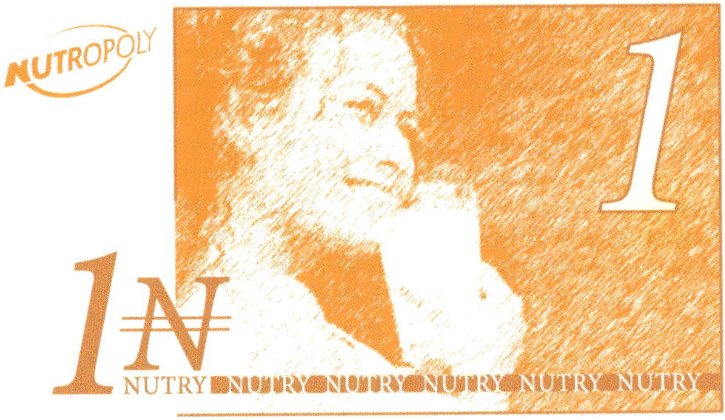
NUTROPOLY
1
1 N
NUTRY NUTRY NUTRY NUTRY NUTRY NUTRY

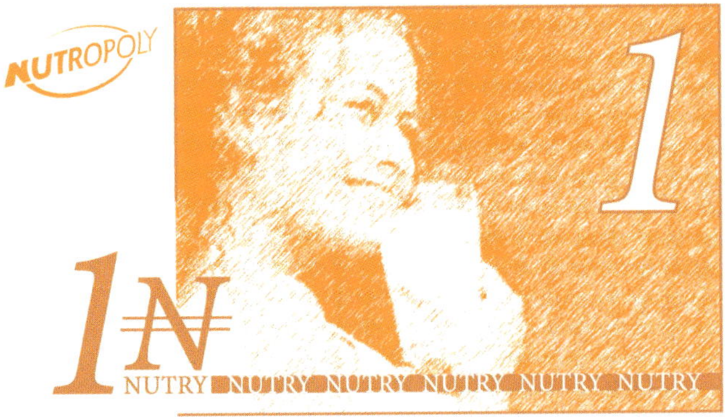
NUTROPOLY
1
1 N
NUTRY NUTRY NUTRY NUTRY NUTRY NUTRY

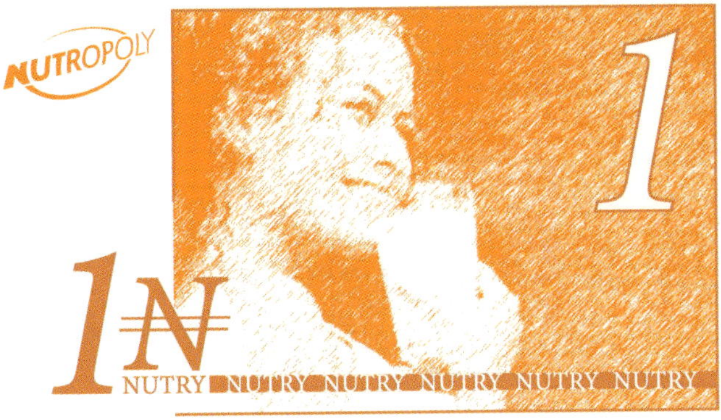
NUTROPOLY
1
1₦
NUTRY NUTRY NUTRY NUTRY NUTRY NUTRY

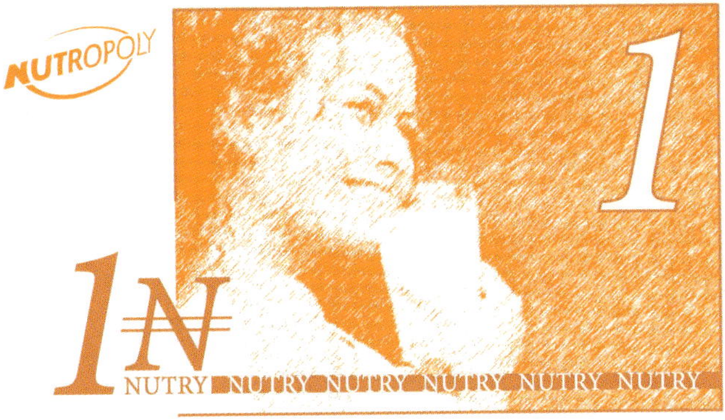
NUTROPOLY
1
1₦
NUTRY NUTRY NUTRY NUTRY NUTRY NUTRY

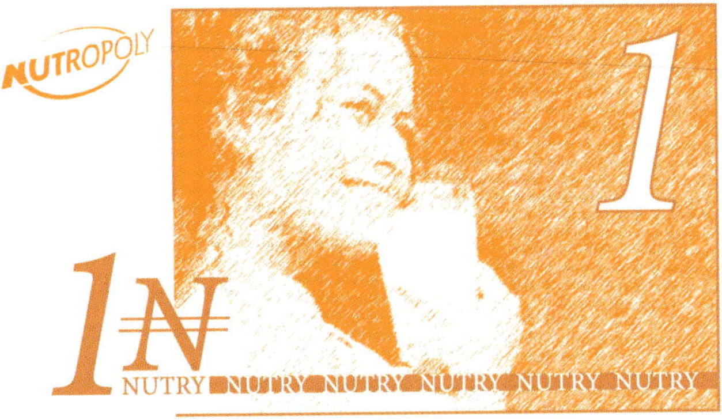
NUTROPOLY
1
1₦
NUTRY NUTRY NUTRY NUTRY NUTRY NUTRY

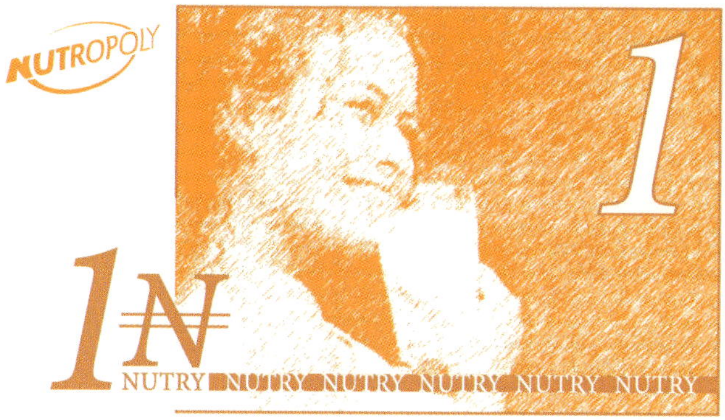
NUTROPOLY
1
1₦
NUTRY NUTRY NUTRY NUTRY NUTRY NUTRY

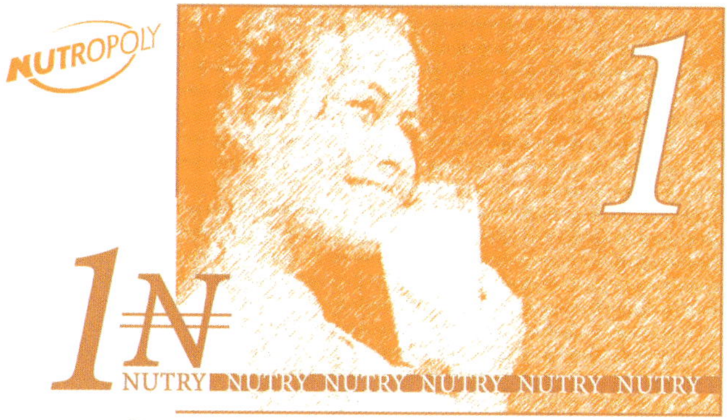
NUTROPOLY
1
1₦
NUTRY NUTRY NUTRY NUTRY NUTRY NUTRY

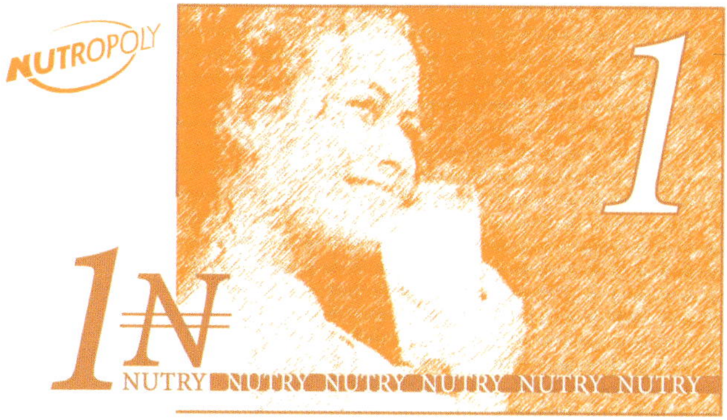
NUTROPOLY
1
1₦
NUTRY NUTRY NUTRY NUTRY NUTRY NUTRY

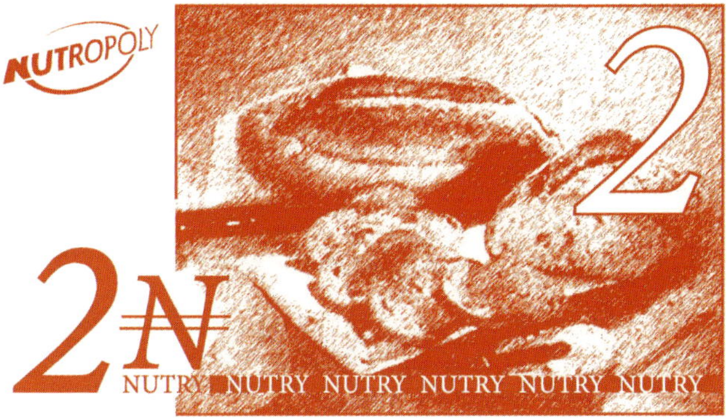
NUTROPOLY
2
2₦
NUTRY NUTRY NUTRY NUTRY NUTRY NUTRY

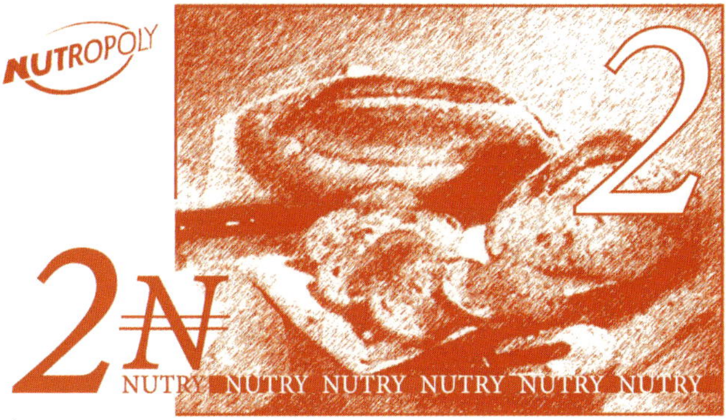
NUTROPOLY
2
2₦
NUTRY NUTRY NUTRY NUTRY NUTRY NUTRY

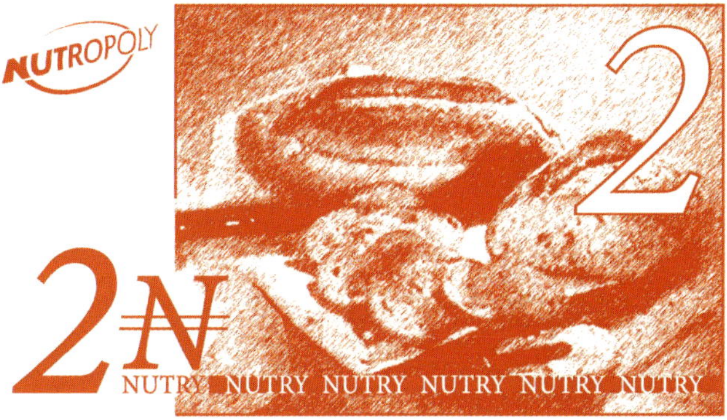
NUTROPOLY
2
2₦
NUTRY NUTRY NUTRY NUTRY NUTRY NUTRY

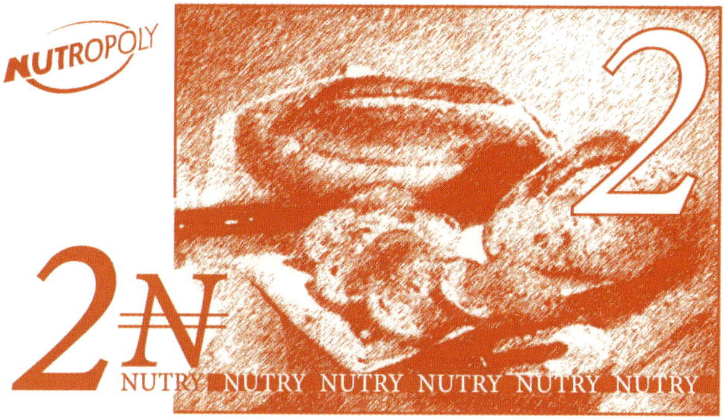
NUTROPOLY
2
2 ₦
NUTRY NUTRY NUTRY NUTRY NUTRY NUTRY

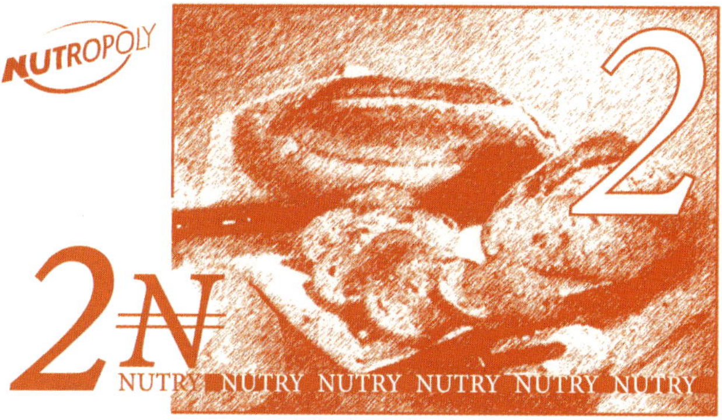
NUTROPOLY
2
2 ₦
NUTRY NUTRY NUTRY NUTRY NUTRY NUTRY

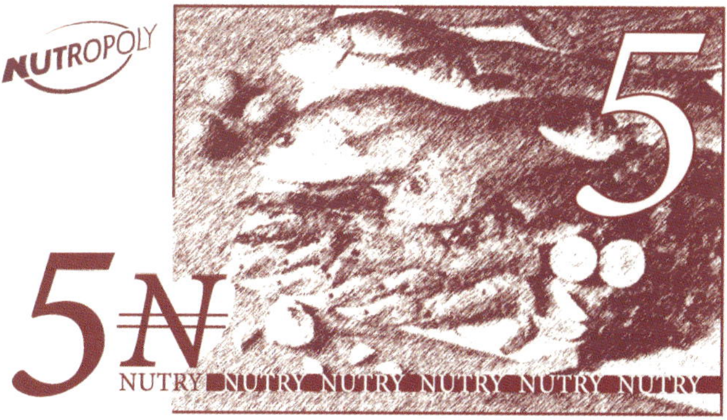
NUTROPOLY
5
5 ₦
NUTRY NUTRY NUTRY NUTRY NUTRY NUTRY

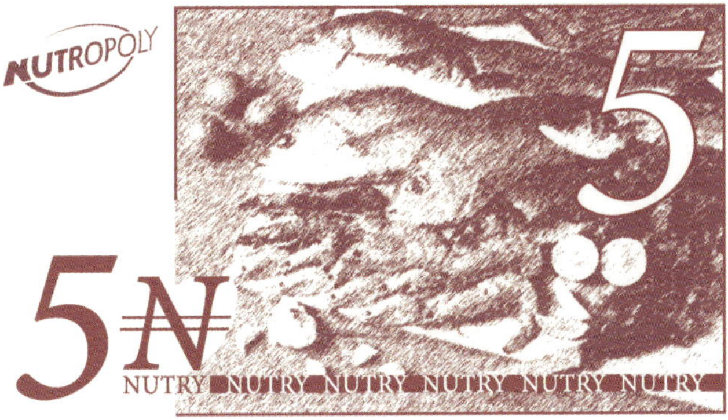
NUTROPOLY
5
5 ₦
NUTRY NUTRY NUTRY NUTRY NUTRY NUTRY

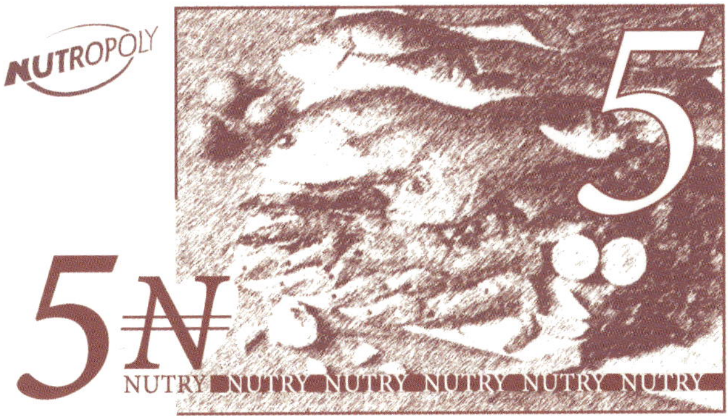
NUTROPOLY
5
5 ₦
NUTRY NUTRY NUTRY NUTRY NUTRY NUTRY

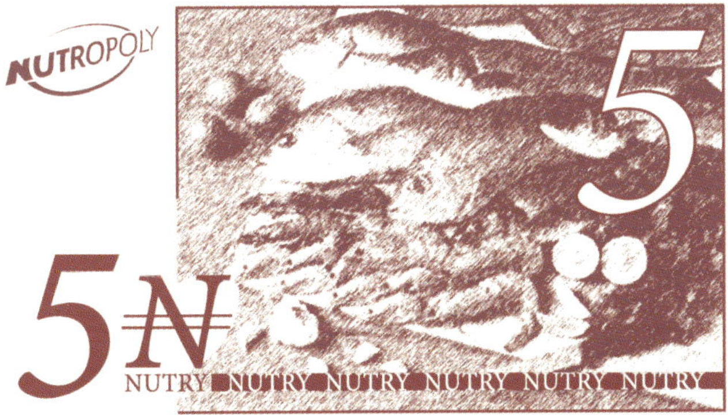
NUTROPOLY
5
5 ₦
NUTRY NUTRY NUTRY NUTRY NUTRY NUTRY

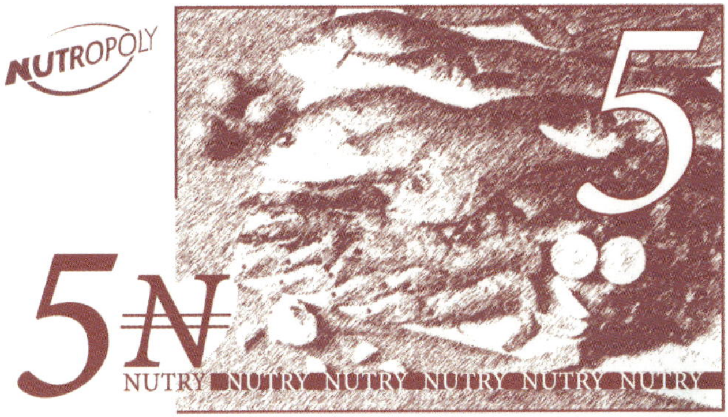
NUTROPOLY
5
5₦
NUTRY NUTRY NUTRY NUTRY NUTRY NUTRY

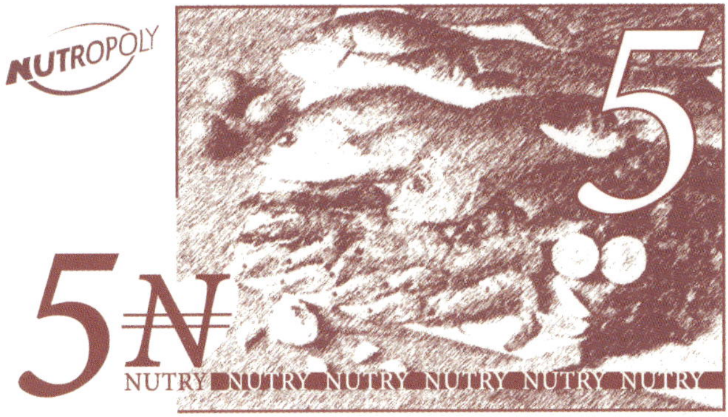
NUTROPOLY
5
5₦
NUTRY NUTRY NUTRY NUTRY NUTRY NUTRY

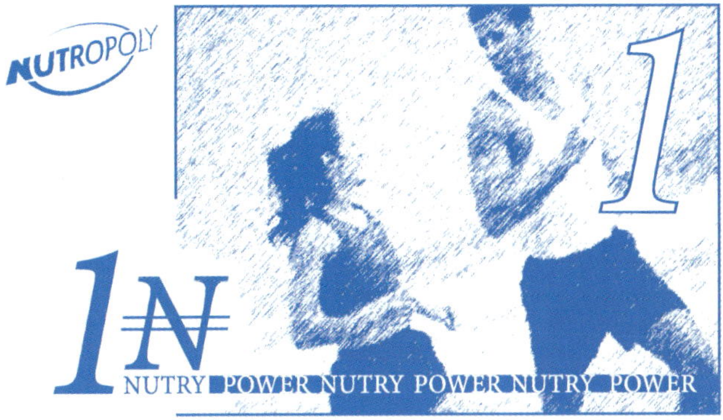
NUTROPOLY
1
1₦
NUTRY POWER NUTRY POWER NUTRY POWER

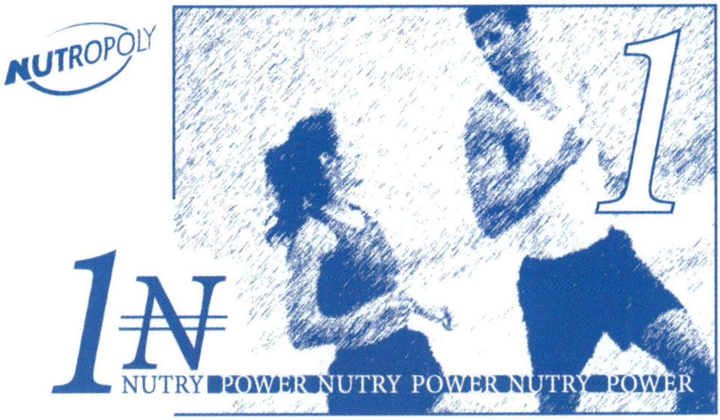
NUTROPOLY
1
1₦
NUTRY POWER NUTRY POWER NUTRY POWER

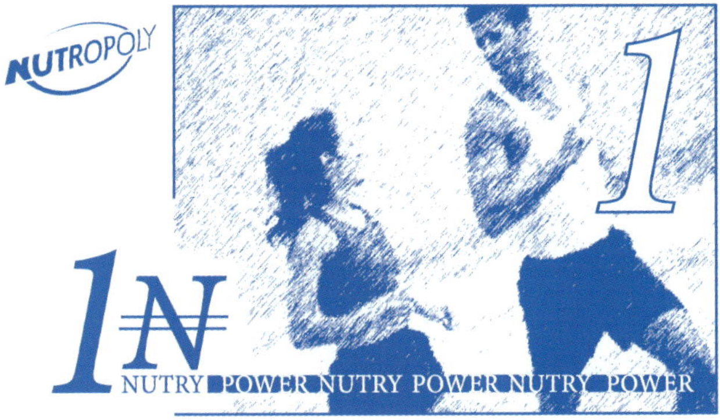
NUTROPOLY
1
1₦
NUTRY POWER NUTRY POWER NUTRY POWER

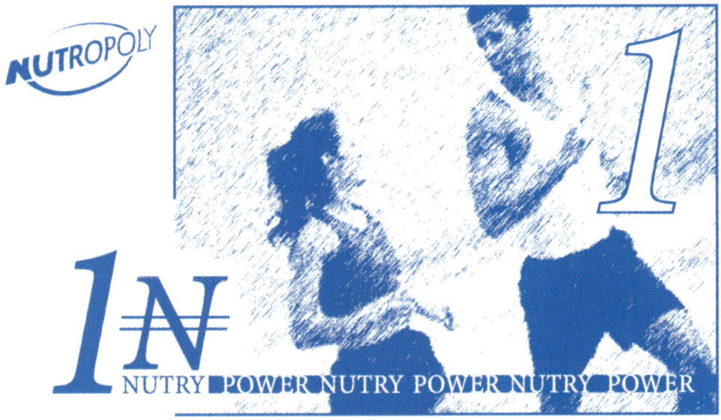
NUTROPOLY
1
1₦
NUTRY POWER NUTRY POWER NUTRY POWER

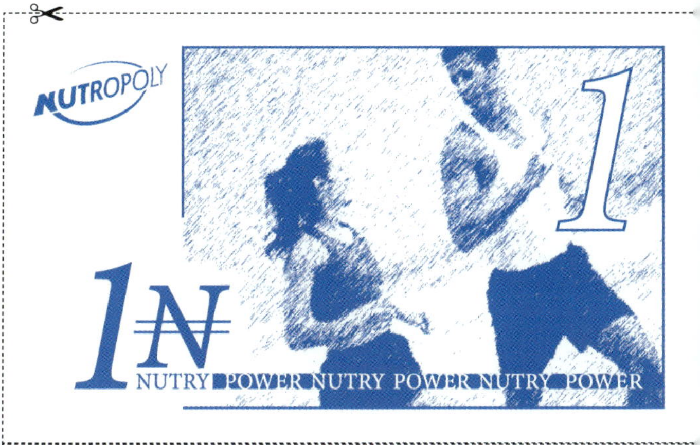
NUTROPOLY
1
1₦
NUTRY POWER NUTRY POWER NUTRY POWER

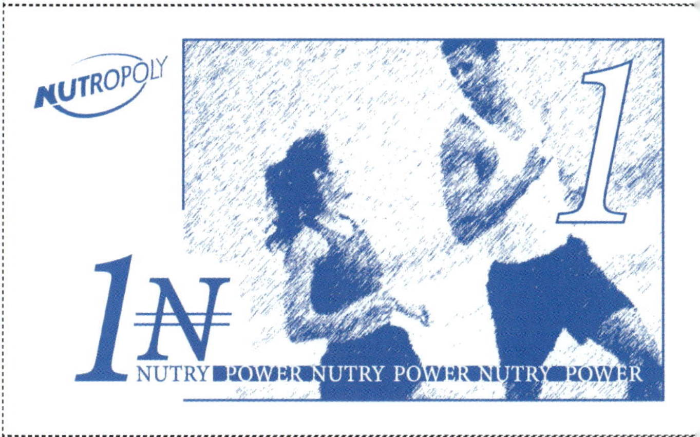
NUTROPOLY
1
1₦
NUTRY POWER NUTRY POWER NUTRY POWER

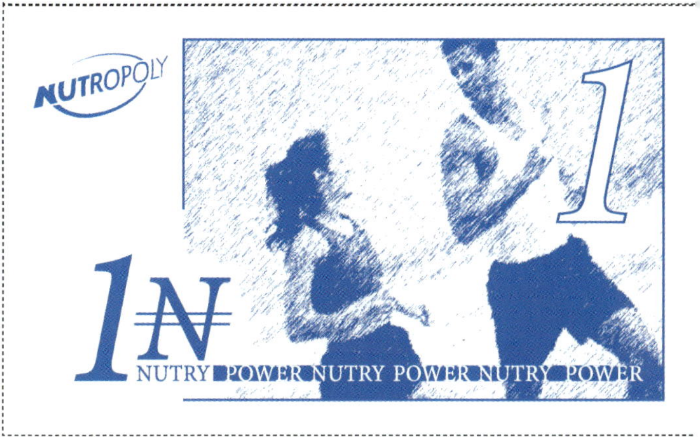
NUTROPOLY
1
1₦
NUTRY POWER NUTRY POWER NUTRY POWER

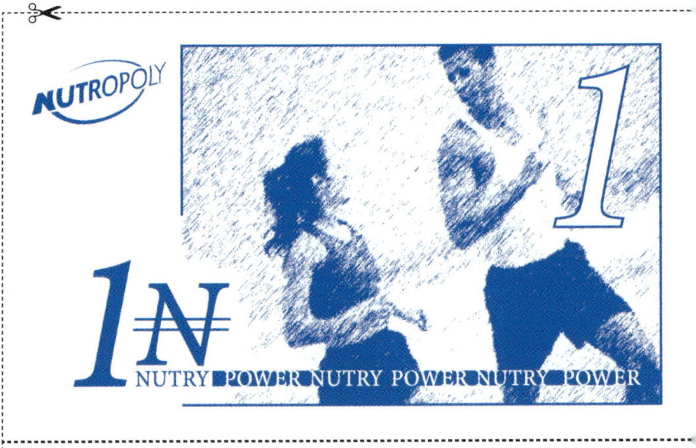
NUTROPOLY
1
1₦
NUTRY POWER NUTRY POWER NUTRY POWER

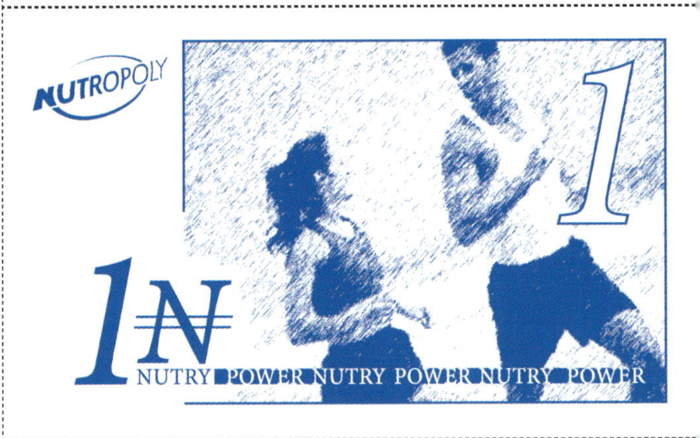
NUTROPOLY
1
1₦
NUTRY POWER NUTRY POWER NUTRY POWER

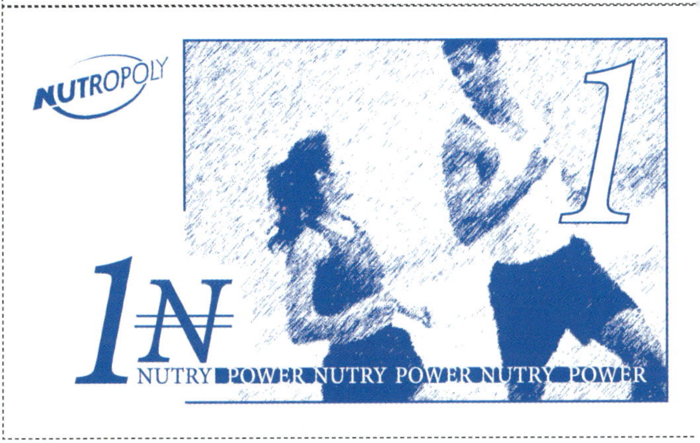
NUTROPOLY
1
1₦
NUTRY POWER NUTRY POWER NUTRY POWER

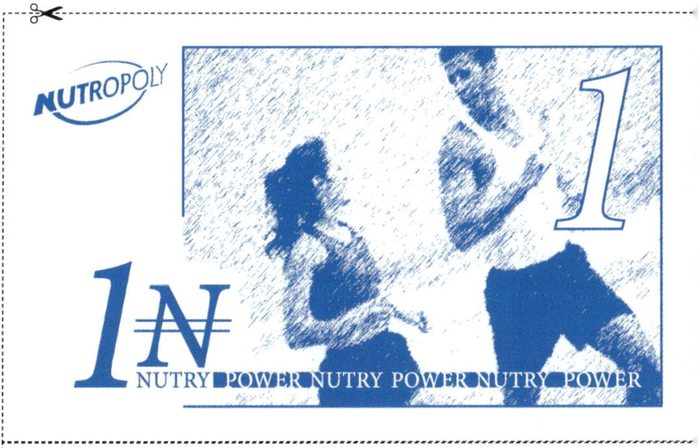
NUTROPOLY
1
1₦
NUTRY POWER NUTRY POWER NUTRY POWER

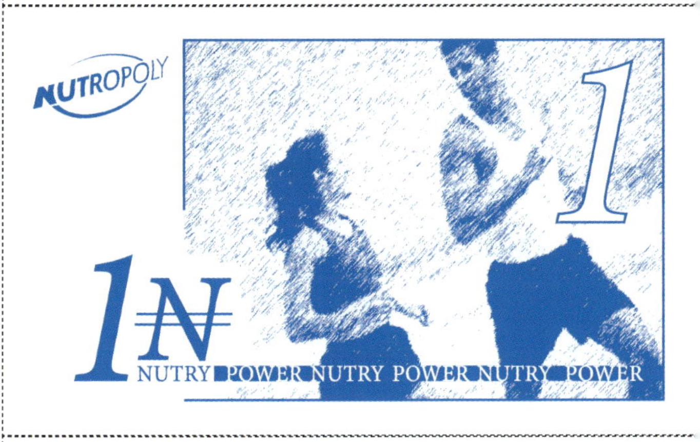
NUTROPOLY
1
1₦
NUTRY POWER NUTRY POWER NUTRY POWER

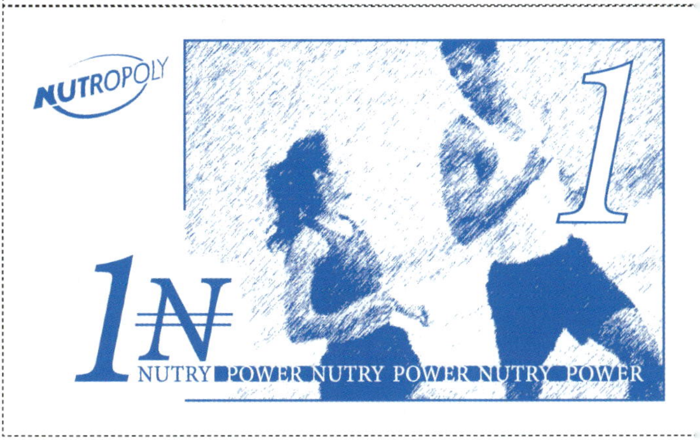
NUTROPOLY
1
1₦
NUTRY POWER NUTRY POWER NUTRY POWER

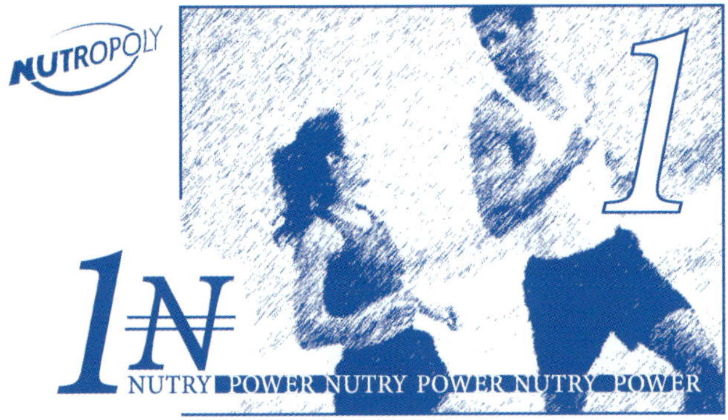
NUTROPOLY
1
1₦
NUTRY POWER NUTRY POWER NUTRY POWER

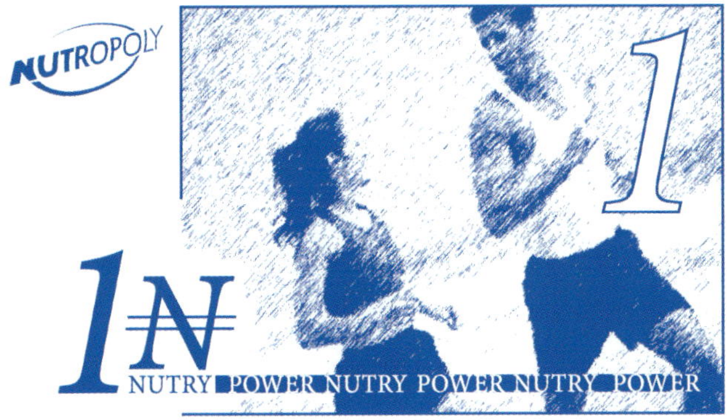
NUTROPOLY
1
1₦
NUTRY POWER NUTRY POWER NUTRY POWER

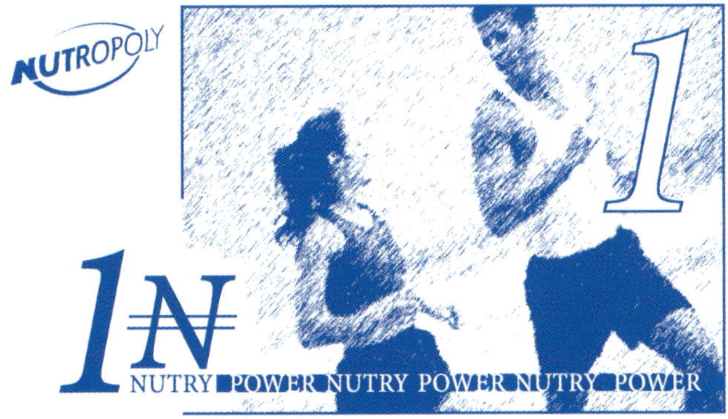
NUTROPOLY
1
1₦
NUTRY POWER NUTRY POWER NUTRY POWER

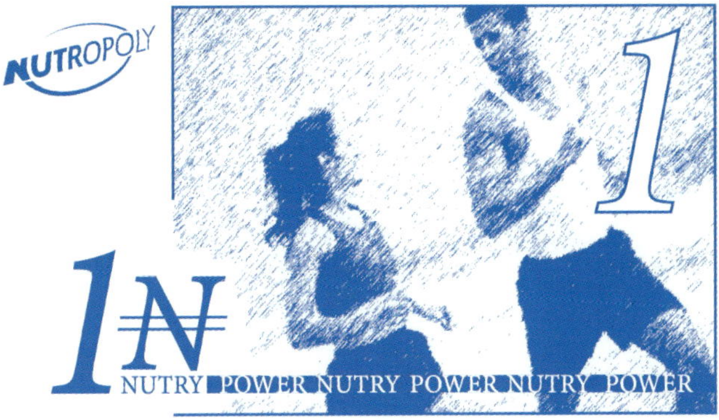
NUTROPOLY
1
1 ₦
NUTRY POWER NUTRY POWER NUTRY POWER

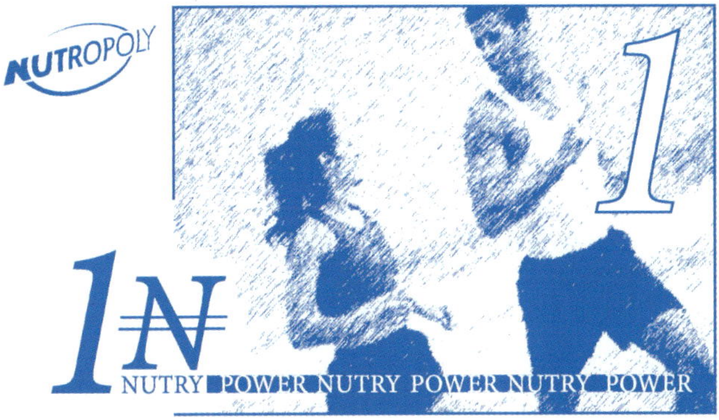
NUTROPOLY
1
1 ₦
NUTRY POWER NUTRY POWER NUTRY POWER

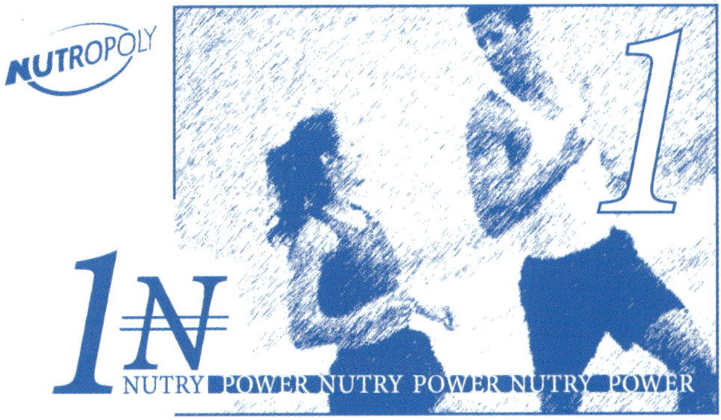
NUTROPOLY
1
1 ₦
NUTRY POWER NUTRY POWER NUTRY POWER

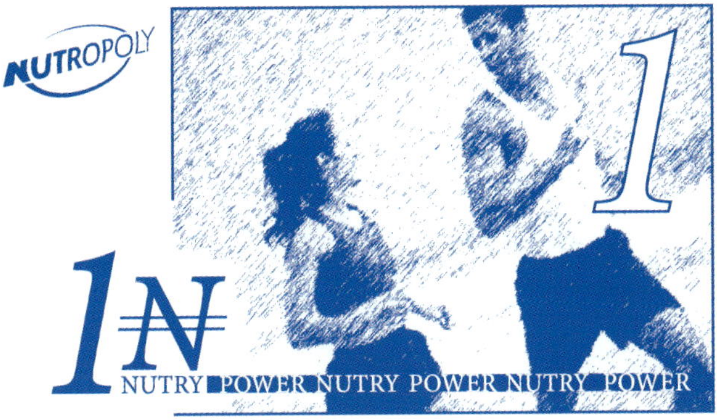
NUTROPOLY
1
1₦
NUTRY POWER NUTRY POWER NUTRY POWER

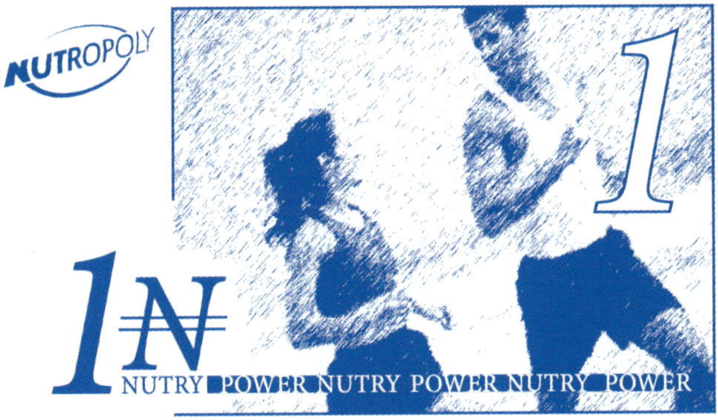
NUTROPOLY
1
1₦
NUTRY POWER NUTRY POWER NUTRY POWER

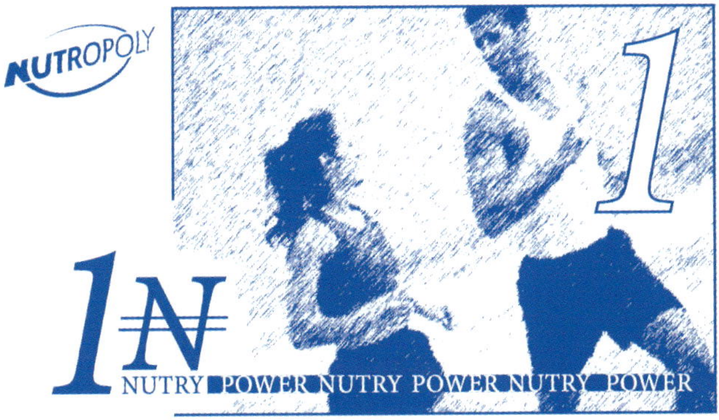
NUTROPOLY
1
1₦
NUTRY POWER NUTRY POWER NUTRY POWER

Fragen und Antworten

Wie schnell nehme ich ab?

Sie können innerhalb kurzer Zeit relativ schnell abnehmen. Zunächst verliert Ihr Körper bei Diäten gebundenes Wasser (Ausschwemmeffekt). Bei Nutropoly hingegen haben Sie den Abnehmeffekt selbst in der Hand. Je mehr Nutry Sie sparen, desto mehr und schneller nehmen Sie ab. Optimal wäre es, wenn Sie jeden Monat nicht mehr als zwei Kilo abnehmen. Teilen Sie die Kilos, die Sie abnehmen wollen, einfach durch zwei, dann haben Sie einen Anhaltspunkt, in wie vielen Monaten Sie ihr Zielgewicht erreichen können.

Wie bekomme ich heraus, wie viel die einzelnen Nahrungsmittel kosten?

Mit der Nutry-Preisliste. In dieser Liste stehen zu allen aufgeführten Nahrungsmitteln die Preise in Nutry. Bei der Zusammenstellung Ihres Speiseplans sind Sie frei. Sie werden aber erkennen, dass manche Nahrungsmittel teurer sind als andere und Sie daher von diesen nicht viel kaufen können. Obst und Gemüse sind dagegen unglaublich günstig. In der Nutry-Preisliste sind auch Speisen aufgeführt, die Sie in Restaurants und Imbissstuben essen können.

Muss ich eine spezielle Diät einhalten?

Nein. Sie sollten nur mit Ihrem persönlichen Nutry-Guthaben so umgehen, dass Sie nicht hungrig sind und nach Möglichkeit noch etwas davon sparen. Durch die unterschiedliche „Preisstruktur" der Lebensmittel erkennen Sie leicht, dass ballaststoffreiche Nahrung, wie Obst und Gemüse, relativ günstig ist. Wenn Sie fünf Portionen Obst oder Gemüse täglich zu sich nehmen, viel Wasser, Tees oder Säfte trinken, sind Sie im grünen Bereich. Auf der Nutropoly-Webseite **(www.nutropoly.de)** können Sie sich auch Rezepte und Wochenpläne herunterladen.

Wie lange kann ich Nutropoly spielen?

Sie können Nutropoly eigentlich so lange spielen, wie Sie möchten. Wenn Sie Ihr Zielgewicht erreicht haben, brauchen Sie keine Nutry mehr einzusparen. Sie können einfach die Anzahl an Nutry ausgeben, die Ihnen zur Verfügung steht.

Was ist, wenn ich mit meiner Tagesration an Nutry nicht auskomme?

Kein Problem. Sie können jederzeit Nutry dazuverdienen. Ihre Power-Nuty-Tabelle enthält eine Übersicht mit Tätigkeiten, für die Sie zusätzliche Nutry bekommen.